아이들에게
코로나 백신을
맞힌다고?

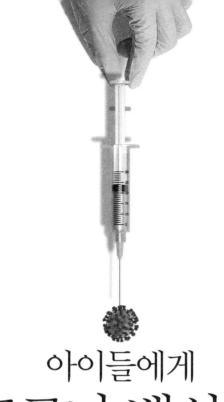

아이들에게
코로나 백신을
맞힌다고?

이은혜 지음

'순간의 안전을 얻기 위해 근본적인 자유를 포기하는 자는

자유도 안전도 보장받을 자격이 없다'

북앤피플

의도가 좋으면 결과가 나쁘더라도?

이 책은 필자가 대표 저자로 2021년 7월에 출간한 '코로나는 살아있다'의 후속편이다. '코로나는 살아있다'는 우리나라에서 코로나19 첫 확진자가 발생한 2020년 1월 20일부터 2021년 2월 28일까지 약 1년간의 국내 현황을 정리하고, 방역정책을 평가하고, 개선안을 제시한 책이었다. 그 책을 쓴 목적은 국민들에게 코로나19에 대한 정확한 사실을 알리는 것이었으며, 음모론이나 비(非)과학적·반(反)의학적 선동이 아닌 객관적인 자료를 기반으로 합리적인 견해를 피력하고자 했다. 그런데 그 책을 집필할 당시는 코로나19 백신을 접종하기 시작한 초기였기 때문에 백신의 종류와 작용

기전만 다루었고 실제 효과나 이상 반응에 대해서는 다루지 않았다. 따라서 이 책에서는 코로나19 백신을 중점적으로 기술했다.

우리나라는 2021년 7월부터 고3 수험생들이 코로나19 백신을 맞았고-그중 두 명이 사망했다-10월부터는 12~17세까지 접종 대상이 확대되었다. 미국은 이미 5~12세를 백신 접종 대상에 포함시켰고 우리나라도 접종 대상의 확대를 고려 중이다. 그런데 우리나라에서 19세 이하의 코로나19 확진자는 위중증률과 치명률이 극도로 낮다. 위중증률 0.01퍼센트, 치명률 0퍼센트인데 이것을 더 낮추겠다는 것은 미션 임파서블이다.

방역당국은 코로나에 감염된 아이들이 집에 있는 할머니나 할아버지를 감염시켜서 돌아가시게 하니까 아이들도 백신을 맞아야 한다고 주장한다. 그러나 아이들이 백신을 맞는다고 해서 코로나에 감염되지 않거나 전파가 방지된다는 보장도 없지만, 할머니·할아버지들은 이미 백신을 맞아서 보호를 받고 있는데 무엇이 문제인가?

또한 방역당국은 할머니·할아버지들이 백신 접종으로 보호를 받고 있지만 시간이 지날수록 백신 접종 효과가 감소하니까 어른들을 보호하기 위해서 아이들이 백신을 맞아야 한다고 주장한다. 어른들이 살자고 아이들을 희생시키자는 말인데 이것은 명백한 아동학대. 아이들을 때리거나, 밥을 굶기거나, 폭언을 하는 것만 학대가 아니라, 아이들을 방패로 삼아서 어른들이 평안하고자 하는 의도 자체가 학대인 것이다.

흔히, 의도가 좋으면 결과가 나쁘더라도 문제 삼으면 안 된다고들 한다. 그러나 코로나19를 핑계로 아이들의 학습권을 일 년 넘게 박탈한 것도 모자라서, 이제는 '일상회복'을 위해서 아이들의 생명과 대한민국의 미래세대 전체를 담보로 잡으려고 한다. 이것은 결과뿐만 아니라 의도 자체가 사악하다.

고령자나 기저질환자 등의 고위험군은 코로나19 치명률이 높지만, 코로나에 걸릴 확률 자체는 높지 않다. 그러므로 코로나의 위험성과 발생률을 같이 고려하고, 백신의 효과와 부작용을 저울질해서 접종 여부를 선택하면 된다. 반면에 아이들은 코로나19 백신 접종을 통해서 추가적으로 얻을 수 있는 이익은 없는 반면, 부작용 가능성만 떠안게 된다. 특히, 장기적인 부작용은 아직까지 베일에 가려져 있다.

우리나라 국민들의 평균 수명은 83세다. 장기적인 부작용이 아직 확인되지 않은 백신을 80세 노인이 맞는 것과 10살짜리 꼬마가 맞는 것은 그 결과가 절대로 동일하지 않다. 부작용이 생겼을 때 80세 노인은 3년만 고통받으면 되지만, 10살짜리 꼬마는 무려 73년을 고통받아야 한다. 그런데도 아이들에게 코로나 백신을 접종하겠다고? 어른들이 살자고, 아이들에게 이익은 없는 것이 확실하고 부작용의 가능성만 있는 코로나 백신을 접종하겠다니 제정신인가?

이제는 학부형이 되었을, 2008년 광우병 사태 당시 유모차를 끌고 나와 광화문을 가득 메웠던 젊은 엄마들은 지금 어디에 있는가? 미국산 쇠고기 먹고 죽기 싫다며 피켓을 들고 광화문을 메웠던 청소년들은 지금 왜 꿀 먹은 벙어리가 되었나? 그때는 틀리고 지금은 맞다? 생명의 소중함은 대통령이 누구냐에 따라 달라질 수 있는 상대적인 가치가 아니라, 목숨 걸고 지켜야 하는 절대적인 가치다.

2021년 11월 1일 기준으로 코로나19 백신 접종 완료율이 75퍼센트를 넘었고 이에 '단계적 일상회복'이라는 미명 하에 백신(방역) 패스를 적용하고 있다. 현재 비접종자(미접종자)들은 바이러스 덩어리로 취급받으며 모든 일상에서 차별받고 있다.

동성(同姓) 간의 성행위가 에이즈(AIDS, 후천성 면역결핍증)의 전파경로라는 것이 명백한 의학적 사실임에도 불구하고 동성애자는 보호의 대상인데, 전파 방지 효과가 없는 코로나19 백신을 거부하는 비접종자들은 차별의 대상인가? 낙태는 태아를 살해하는 행위임에도 불구하고 급전적(radical) 페미니스트들의 신체의 자유는 존중되어야 하지만, 비접종자들의 신체의 자유는 짓밟혀도 되는 것인가? 남북이 휴전 중인 상황에서 여호와의 증인 신도들이 병역을 거부하는 '양심'의 자유는 합헌이고, 비접종자들이 백신을 거부하는 '양심'의 자유는 불법인가?

코로나19 백신 접종의 효과는 중증 및 사망 감소이지, 감염 예방이나 전파 방지가 아니다. 돌파감염이라는 신조어가 말해주듯이 백신을 맞아도 코로나에 걸리는 것은 마찬가지다. 그러므로 백신 접종 여부를 가지고 국민들을 편 가르고, 비접종자를 차별하는 것은 과학적인 근거가 전혀 없다. 누군가가 코로나에 걸렸을 때 그가 비접종자한테 감염된 것인지, 접종자한테 감염된 것인지 확인하기는 쉽지 않다. 오히려 질병관리청(이하 질병청)이 전하는 잘못된 메시지-백신을 맞으면 코로나에 안 걸린다-로 인해 접종자들이 개인위생에 소홀하게 되어 코로나에 걸릴 가능성이 더 높아질 수도 있다.

감염 예방이나 전파 방지가 목적이라면 코로나19 백신보다 마스크 착용 및 손위생이 더 효과적이다. 비용도 저렴하고, 침습적(invasive)이지도 않으며, 귀찮은 것 외에는 별다른 위해(hazard)도 없다. 반면에 코로나 백신은 출시된 지 이제 겨우 1년 남짓한 신제품이므로 장기적인 부작용 여부가 아직 확인되지 않았다. 그러므로 코로나 백신의 효과를 극대화하고 잠재적인 부작용을 최소화하기 위해서는 고령자나 기저질환자 등 고위험군을 중심으로 접종하는 것이 바람직하다. 우리나라에서 20대의 코로나19 치명률과 80대 이상의 치명률은 650배 정도 차이가 난다. 그러므로 치명률의 차이를 무시한 채 연령과 기저질환 여부에 상관없이 전 국민이 '평등'하게 코로나 백신을 맞는 것은 미친 짓이다. '보편적' 백신 접종이 아니라, 치명률 차이를 감안한 '선택적, 집중적' 백신 접종이 바람직하다. 설령, 장기적인 안전성이 확인된 백신이라 하더라도 백신패스를 이용한 사실상의 강제 접종은 허용될 수 없다. 대한민국 국민은 백신 접종 여부를 선택할 자유가 있기 때문이다. 하물며 코로나19 백신처럼 장기적인 부작용 여부가 확인되지 않은 신기술 백신은 두 말 할 필요도 없다.

이 책에서 다루는 내용은 거의 대부분 질병청의 정례브리핑 자료와 '주간 건강과 질병'에서 발췌한 것이다. 질병청이 발표한 숫자를 모아서 보기 쉽게 그래프와 표를 만들고, 해설을 추가했다. 그리고 일부 자료는 Our world in data와 Worldometer에서 인용했다.

먼저, 국내 코로나19 현황을 살펴보고, 백신 접종 현황을 OECD 국가들과 비교했다. 코로나 백신의 효과에 대해서 국내 상황과 국제 상황을 살펴보았다. 최근의 핫이슈인 코로나 백신의 안전성에 대해서 다루었고 특히 소아와 청소년, 그리고 임신부에게 코로나19 백신 접종이 필요한지 살펴보았다. 마지막으로, 문재인 정부가 시행 중인 백신패스 및 단계적 일상회복의 문제점과 저들의 목적에 대해서 다루었다.

필자의 직업은 영상의학과 교수지만, 이 책은 교수가 아니라 일개 의사로서 쓴 것이다. 객관적인 사실을 기반으로 쓰려고 최대한 노력했지만 필자도 인간인지라 실수가 있을 수 있다. 또한, 필자가 코로나19의 모든 것을 알지는 못한다는 사실을 독자들이 이해하면 좋겠다.

집필작업을 도와준 의무기록사 지예라 선생에게 감사한다. 멋진 책을 만들어 주신 북앤피플의 김진술 대표님께 감사한다. 무한한 신뢰와 기도로 언제나 큰 힘이 되어주시는 엄마와 하늘나라에 계신 아빠에게 감사드린다.

마지막으로, 모태에서부터 나를 택하시고, 올바른 가정과 올바른 교회에서 올바르게 성장할 수 있게 해주시고, 대한민국이라는 공동체에 조금이나마 기여할 수 있는 기회를 허락하신 나의 주 나의 하나님께 가장 큰 감사를 드립니다.

2021년 11월 30일

복사골에서

'아이들에게 코로나 백신을 맞힌다고?'

김수진

(전국학부모단체연합 상임대표·국민희망교육연대 상임 공동대표)

2019년 12월 이후, 코로나19 바이러스로 전 세계가 멈춰버렸다. 나라마다 문을 꼭꼭 걸어 잠그며, 바이러스의 전염을 막기 위한 힘겨운 노력들이 연일 뉴스를 통해 보도되었다.

6·25 때도 운영되었던 학교마저 사상초유의 사태로 개학이 끝도 없이 연장되며 교육현장은 그야말로 아수라장이 되었다. 수천 명의 시체들이 거리마다 쌓여있는 유튜브의 무시무시한 영상들을 보며 온 국민이 코로나 바이러스의 위상(?)에 두려워 떨었다.

그런데, 언제부터인가 정부가 바이러스를 이용해 과도하게 국민의 자유를 침해하기 시작했다. 마스크의 판매를 정부가 나서서 주도하고 자영업자들의 영업시간을 제한하고. 모임 인원을 체크하고 종교의 자유를 박탈하고 마스크 착용 안 하는 국민들을 범죄자로 몰아가며 코로나 지옥에서 헤어나지 못하도록 온 국민의 손과 발은 물론 정신까지도 묶어버렸다.

급기야는 백신을 접종해야만 코로나를 종식 시킬 수 있다며, 공익을 내세워 단기간에 만들어낸 성분도 알 수 없는 백신을 반드시, 빨리, 많이 접종하라고 국민들을 밀어붙이기 시작했다.

백신을 맞지 않는 국민은 매우 이기적이며 바이러스 전파의 주범인 듯 국민들을 갈라치기했다. 어린 청소년들에게까지 백신패스를 적용하여 백신을 접종하지 않고는 식당, 카페, 도서실, PC방 등의 시설을 이용하지 못하게 만드는 심각한 상황이 전개되면서 엄마들의 마음은 무너졌다. 이 어린 자녀들에게 부작용이 눈에 훤히 보이는 백신을 어떻게 접종시킨단 말인가!

아이들을 지키고 싶었다. 그러나 모성만으로는 너무나 힘겨운 싸움이었다. 사방이 막혀 무언가 단단히 잘못되어가고 있다고 느낄 즈음, '아이들에게 코로나 백신을 맞힌다고?'라는 이은혜 교수님의 책을 접하게 되었다.

그야말로 답답하게 막혀있던 학부모의 마음을 시원케 해 주는 사이다와 같은 책이었다.

수치로 표시된 질병관리청의 자료를 과학적으로 분석하여 코로나의 거짓들을 벗겨주는, 엄마들에겐 생명수와 같은 책이었다.

이 책을 정독하며 정부가 틀어막고 감추고 싶었던 코로나와 백신의 비밀들을 낱낱이 알게 되었다.

코로나19 백신의 감염예방효과는 제한적이다(사실 거의 없다).

어른들을 보호하기 위해 아이들에게 백신을 맞히는 것은 아동학대다.

접종률이 높음에도 확진자가 계속 느는 것은 백신 접종으로는 코로나19 감염을 예방할 수 없기 때문이며. 검사 건수가 계속 늘어나기 때문이다.

우리나라에서 0~19세의 코로나 확진자는 중증확률이 0.01퍼센트, 치명률이 0퍼센트이기에 자녀들에게는 더더욱 백신 접종의 의미가 없다.

코로나19 백신의 효과는 감염 예방이 아니라, 중증 및 사망 감소이며 이것은 '집단'적으로 나타나는 것이 아니라 '개인' 수준에서 나타나기에 접종자들이 공들여 쌓아 올린 집단면역의 탑이 미접종자들 때문에 허물어지는 것이 아니다.

방역패스는 강제적인 백신 평등이며 백신의 효과를 최대한으로 올리려면 고위험군을 집중적으로 보호하되 접종의 선택권을 주어야 한다. 이 얼마나 학부모들에게는 복음과 같은 진실의 소리인가!

책을 덮을 즈음, 2년 가까이 우리의 삶을 짓누르던 거짓된 코로나의 민낯이 밝혀지는 듯하여 말할 수 없는 기쁨과 환희가 몰려왔다.

오랜 기간 질병관리청의 자료를 분석하시고 누가 봐도 한눈에 알 수 있도록 쉽게 책을 집필해 주신 이은혜 교수님의 수고에 대한민국 학부모의 한사람으로서 깊은 감사를 드린다.

질병관리청의 자료를 가지고 본인들의 입맛에 맞게 요리하여 국민의 눈과 귀를 가리고 속이는 정부의 거짓에 더 이상 속아서는 안 될 것이다.

본인의 전공 분야가 아님에도 불구하고 국민으로서 누려야 할 마땅한 자유를 위해 기꺼이, 본인의 삶과 시간, 열정을 쏟아주신 이은혜 교수님께 위로와 격려의 박수를 아낌없이 전하며 진실을 알리는 이러한 책이 많은 국민에게 읽혀지길 간절히 소망한다.

대한민국 모든 국민이 더 이상 코로나와 백신의 거짓에 속는 일이 없기를 간절히 바라며. 이 책을 모든 국민에게 추천한다.

백신 강요는 아동학대

박소영

(교육바로세우기운동본부 대표)

유래 없던 코로나19 바이러스로 인해 전 세계가 마비 상태가 된 지 어느새 2년이 다 되어간다. 코로나19 바이러스가 급속도로 확산되고 사망자가 늘면서 전 세계가 공포에 휩싸였었다. 어떤 나라는 입국을 금지하며 봉쇄라는 초강수를 두기도 하고, 어떤 나라는 속수무책으로 확진자가 늘어나면서 사망자가 속출하기도 했다. 대한민국은 초기에 전문가들의 입국금지 제안을 받아들이지 않아 1차 유행이 발생했으나 이 탓을 특정 종교집단에게 돌리면서 국민의 지탄을 피했다. 마스크 대란으로 전 국민이 마스크를 사기 위해 몇 시간씩 줄을 서야 했고, 통제와 감시를 강조하는 K방역으로 온 국민의 생활 동선까지 통제하며 1년 반 이상을 지내왔지만 2021년 12월 대한민국은 오히려 하루 확진자 수가 7,000명을 넘는 등 매일 수천 명씩 확진자가 폭증하면서 K방역에 대한 비판의 목소리가 여기저기에서 쏟아져 나오고 있다.

코로나 확산 초기만 해도 정부의 K방역 자화자찬에 그 누구도 반기를 들지 못했다. 그럴 수밖에 없던 것이 정부가 나서서 방역을 핑계로 개인의 사생활은 물론 종교집단의 예배까지 통제하였고, 이를 위반할 시에는 대역 죄인이 되기도 하고, 많은 사람들로부터 비난을 받는 상황이 벌어졌기 때문에 쉽게 정부 방침을 비판하기 어려웠다. 그러나 2차 대유행의 책임을 민주노총 집회나 정부의 잘못된 정책이 아닌 광화문 집회 탓으로만 돌리면서 선택적 방역 지침으로 국민들을 갈라치기한다는 국민적 공분을 샀다. 아마도 이 부분은 오랫동안 문재인 정부의 큰 과오로 남을 것이다.

이제 대한민국은 단계적 일상회복이라는 말이 무색한 지경에 이르렀다. 백신 수급 차질로 인해 1차와 2차를 다른 백신으로 맞는 교차접종도, 접종 간격까지 늘렸다 줄였다 하는 정부의 원칙 없는 백신 정책도 말 그대로 무능 그 자체였는데, 이젠 확진자가 매일 수천 명씩 쏟아지면서 그렇게 자화자찬하며 홍보했던 K방역

자체가 실효성이 있었는지 의심받게 된 것이다. 그뿐만 아니라 코로나19 확산 초기 사망자가 속출하고 말 그대로 팬데믹 상태였던 스웨덴과 미국 플로리다주가 오히려 마스크 착용을 의무화한 다른 지역들보다 현재 코로나19 확산이 통제되고 있고, 특히 중증환자 비율이 급격히 내려가고 있다는 통계(2021. 12. 08 기준, 아워월드인데이터 참고)가 나오면서 더 이상 K방역을 홍보하기엔 민망한 상황이 되었다. 상황이 이러한데 정부는 코로나 대유행의 책임을 국민에게 또 다시 떠넘기고 있다. 이미 돌파감염으로 인해 백신의 효능이 도마 위에 올랐고 백신으로 인한 사망자와 부작용이 늘고 있는 상황에서 어린 학생들에게까지 백신 접종을 강제하는 것은 시대를 역행하는 일이다. 플로리다 주의회가 연방정부의 백신 접종 의무화 금지 법안을 법제화한 것은 백신을 맞을 선택권을 주민들에게 돌려준 것이다. 우리는 지금 이것이 무엇을 시사하는지 다시 한번 생각해봐야 한다.

　지난 2년간 정부는 소상공인의 경제적 피해만 강요하는 방역 조치와 매일 확진자 수치만 앵무새처럼 보고했을 뿐 코로나19에 대한 다양한 전문가들의 목소리를 귀담아듣지 않은 채 국민들에게 희생만 강요해왔다. 그런데 이젠 정부가 방역패스를 내세워 어린 학생들에게 향후에 어떤 부작용이 있을지 모르는 백신까지 강요하면서 학부모들의 분노는 극에 달했다.

지난 열흘 사이에 청와대와 교육부, 서울시교육청 심지어 헌법재판소 앞에서도 항의 기자회견이 이어졌다. 모두 백신과 관련한 정부 정책에 불만을 가진 학부모들과 학생들이 목소리를 낸 것이다. 백신 접종 후 사망한 고등학생 학부모의 피 끓는 외침과 부작용의 인과 관계를 당사자 스스로 밝혀야 하는 기막힌 상황에 대한 정부 비판까지 다양한 사연이 이어졌다. 또한 소아 및 청소년 확진자가 늘어난 코로나 대유행의 책임을 학부모에게 떠넘기느냐는 분노의 목소리와 백신 접종의 선택권을 학부모에게 돌려달라는 목소리도 있었다.

아마도 이 책은 이런 학부모들에게 자신들의 마음을 대변해주는 반가운 소식이 될 것이다.

이은혜 교수의 '아이들에게 코로나 백신을 맞힌다고?'는 코로나19에 대한 정확한 정보를 한눈에 볼 수 있도록 하였고, 그동안 정부가 장황하게 설명해온 알 수 없는 말들이 일목요연하게 정리가 되어 있어 누구나 관심만 가지면 코로나19에 대한 오해와 진실을 쉽게 이해할 수 있다. 또한 이 책에는 소아 청소년이 왜 코로나19

위중증률과 치명률이 낮은지도 잘 설명이 되어 있다. 이것만 봐도 소아 청소년에게 백신과 코로나19 중에 어느 것이 더 위험한 것인지 알 수 있다.

특히 코로나19 치명률보다 백신 부작용으로 인한 후유증과 사망이 청소년과 청년층에서 더 많이 일어나는 상황이기 때문에 정부는 이은혜 교수의 조언을 반드시 귀담아들어야 한다.

무엇보다 '백신 강요는 명백한 아동학대'라고 외쳐준 이은혜 교수의 용기 있는 모습에 학부모의 한 사람으로서 깊은 감사의 마음을 전한다.

이제 어른들 살자고 아이들을 희생시킬 수 없다는 이은혜 교수의 목소리에 정부가 응답할 차례이다.

백신의 실체 앞에서 스스로 선택할 자유를
보장받고 싶은 국민과 싸우는 정부는 제 정신인가

조윤희

(부산 금성고등학교 교사)

이 책은 백신이 아동 청소년의 생명을 위협하고 있음을 알리는 보고서이며 고발서이다.

이 책이 나온 목적은 '아동학대'의 실체를 밝히고자 한 것이다.

학교 현장에 늘 학생들과 함께해야 하는 교사로서 날마다 백신 접종을 하느라 비어있는 빈자리를 볼 때마다 가슴이 철렁하는 경험을 해야 했고, 지금도 불안한 마음을 떨치지 못하고 있다. 심지어 '백신패스'까지 주장하는 교육당국에 대해서는 분노를 금할 수가 없었다.

최소한의 생존권과 자유권, 학습권까지 박탈하면서도 당당한

이 나라를 더 이상 자유민주주의 국가라 할 수 있는가 싶은 자괴감과 억울함이 날마다 괴롭혀왔다.

그러던 차에 '코로나는 살아있다'를 접했고, 이은혜 교수님의 여러 강의를 듣게 되면서 많은 정보를 접하게 되었고 시원한 위로를 받을 수 있었다.

아이들은 코로나19 백신 접종을 통해서 추가적으로 얻을 수 있는 이익은 없는 반면 부작용 가능성만 떠안게 된다. 80세 노인이 맞는 것과 10살짜리 꼬마가 맞는 것은 그 결과가 절대로 같을 수가 없기 때문이다.

이는 지극히 당연한 사고의 출발인데, 이것을 묵살하는 것은 오히려 그 의도가 불순하다고밖에 생각 할 수 없다.

2021년 12월 10일 현재 기준으로 코로나 백신 접종 완료율이 81퍼센트를 넘어섰다.

그런데도 '일상회복'이라는 명분을 앞세워 방역패스를 감행하겠다고 한다.

안전성이 확실히 확보되지 않은 상태에서 강행하고 있는 백신은 사망자와 심각한 부작용 환자를 만들고 있다. 불안하다. 두렵다.

살기 위해, 생존을 위해 백신을 맞지 않겠다는 사람들을 몰염치

한 이기주의자로 몰아가고 심지어 바이러스 덩어리인 양 몰아간다. 아니다. 단지 자신들의 생존을 위해 백신을 선택할 자유를 구하는 것이며 투쟁하는 것일 뿐이다.

2021년 12월 10일 현재 기준으로 코로나 백신 접종 완료율은 81퍼센트이고, 18세 이상 접종 완료율은 91.3퍼센트를 넘어섰다. 그런데도 확진자가 증가하는 이유가 궁금했다.

그 이유를 이 책은 잘 설명하고 있다.

백신만으로 코로나19 감염을 막을 수 없기 때문이다.

백신 접종으로 생기는 항체는 IgG(immunoglobulin G)이고 코로나19 바이러스가 비말을 통해서 상기도 점막에 달라붙었을 때(즉, 감염)에 대항해 생기는 항체는 IgA다. IgA는 백신 접종과는 무관해서 백신을 맞는다고 해서 IgA가 만들어지는 것은 아니다. 백신 접종으로 생기는 항체는 IgG인데 이것은 혈액 내에만 존재하므로 백신을 맞고 항체가 생겼더라도 항체는 혈액 속에 있으니, 바이러스가 상기도 점막에 달라붙는 것을 막을 수 없다는 것이다. 그런데도 무조건 항체를 생기게 하려면 백신을 맞으라 하고 정작 항체가 생겨도 확인조차 못 하면서 점막의 검사만으로 확진자 수를 쏟아내고 있다는 것이다.

정부는 대체 뭘 하자는 것인지 알 수 없다. 확진자가 늘었으니 백신을 맞히는 것만으로 자신들의 무능에 면죄부를 받겠다는 것에 다름 아닌 것으로 보인다. 그로 인해 국민들이 죽어 나가든지 말든지.

확진자 숫자놀음이 백신 접종을 강요하는 근거라면, 18세 이하의 0.01퍼센트에 불과한 코로나19 위중증률과 이미 극히 낮은 0퍼센트 치명률에 대해서도 존중이 필요한 것이 아니겠는가. 이미 충분히 낮은 위중증률과 치명률은 더 이상 낮추기가 거의 불가능하다. 그러니 아이들은 코로나19 백신이 필요 없다. 아니, 접종해서는 안 된다. 득은 없고 실만 있는 것을 무엇 때문에 강요하는가. 코로나 백신을 맞는다해도 우리나라에서 접종하는 코로나 백신은 인류가 처음 시도하는 방식인 mRNA나 바이러스벡터 형태로 출시된 지 아직 1년 남짓한 상황이므로 안전성이 충분하게 검증되지도 않았다.

소아와 청소년, 청년들에게 하는 백신 접종이 심지어 아동학대라고 말하는 것에 일리가 있는 대목이다.

감염 예방이나 전파 방지가 목적이라면 코로나 백신보다 마스크 착용 및 손위생이 더 효과적임을 지적한다.

그러하다. 비용도 저렴하고, 침습적(invasive)이지도 않으며, 귀찮은 것 외에는 별다른 위해(hazard)도 없는데 왜 굳이 백신인가.

반면에 코로나 백신은 출시된 지 이제 겨우 1년 남짓한 상태이므로 장기적인 부작용 여부가 확인되지도 않았다. 코로나 백신의 효과를 극대화하고 잠재적인 부작용을 최소화해야 하는 것이 목적이라면 고령자나 기저질환자 등 고위험군을 중심으로 접종해야 한다. 우리나라에서 20대의 코로나19 치명률과 80대 이상의 코로나 치명률은 650배 정도 차이가 난다고 한다.

연령과 기저질환 여부에 상관없이 전 국민이 '평등'하게 백신을 접종하는 것은 미친 짓이다. 그것도 모자라 백신 접종을 선택할 자유도 주지 않고 온 국민을 '맞은 자'와 '회피자'로 구분하여 갈라치기하고 분열시킨다. 자신의 생명권을 존중받으려는 최소한의 기본권조차 보장하지 않는 무례하고 강압적인 정부이다.

정말 국민의 건강을 위해 백신을 맞도록 하려는 것이라면 국민의 건강을 위해 어느 쪽이 더 필요한 것인지 진실을 밝히고 당당하게 나설 일이다.

개인의 선택은 묵살하고, 백신의 치명적 부작용 앞에서는 함구하고, 확진자 숫자를 알리는 엉터리 종만 울려대는 정부의 무능함과 무지함을 언제까지 참아야 할지 모르겠다.

극민들은 더 이상 바보가 아님을 알아야 한다.

두려움에 눈 감고 있던 국민을 깨우는 새벽종 같은 이 '아이들에게 코로나 백신을 맞힌다고?'라는 책이 우리 국민 모두의 손에 들리게 될 때, 정부와 방역당국이 더는 헛소리를 내지를 수 없는 날이 올 것이라 믿는다.

지식과 정보를 장착하고 이젠 행동으로 옮겨야 한다고 생각한다.

"모든 사람을 잠깐 속이거나 소수의 사람을 오랫동안 속일 수는 있지만, 모든 사람을 영원히 속일 수는 없다."

그러하다.

차례

그림 차례

표 차례

1
4차 유행은 끝났나

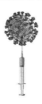

    필자가 보기에 4차 유행은 10월 중순에 이미 끝났다. 그 후 아주 잠깐 휴식기를 거쳐서([그림 1]의 화살표 부분) 새로운 국면으로 접어들었다. 현재는 5차 유행 초기이고, 2차나 3차 유행에 비해서 휴식기가 한 주 정도로 굉장히 짧았다.

    [그림 1]은 첫 확진자가 발표된 2020년 1월 20일부터 2021년 11월 28일까지 22개월간 신규 확진자의 주간 평균 추이를 나타낸 것이다. 2020년 2월에 1차 유행이 대구·경북지역에서 발생했고, 2020년 8월에 2차 유행이 수도권을 중심으로 발생했으며, 2020년 말에서 2021년 초에 걸쳐 3차 유행이 발생했고, 2021년 7월부

터 4차 유행이 있었다.

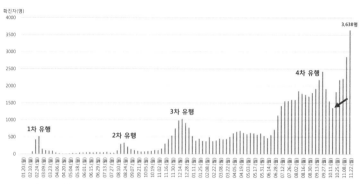

[그림 1] 코로나19 신규 확진자 추이('20.2.10~'21.11.28 주간 평균)

신규 확진자 추이에서 세 가지 경향을 알 수 있다.

첫째는, 유행이 거듭될수록 확진자 규모가 점점 커진다는 것이다. 1차 유행 때는 신규 확진자의 주간 평균 최고치가 515명이었다. 그 수치에 전 국민이 완전히 패닉 상태가 되었지만 지금은 신규 확진자가 그때의 열 배가 넘으니 격세지감을 느낀다. 돌이켜 생각해보면 그 당시는 코로나19에 대해서 전혀 몰라서 마스크를 쓰지 않았고, 신천지의 독특한 집회방식이 전형적인 3밀(밀폐, 밀집, 밀접) 환경임을 감안할 때 코로나의 전파력이 그렇게 높지 않았다는 것을 알 수 있다. 그에 비해서 델타 변이는 스치기만 해도 감염이 된다는데 만약, 코로나의 초기 유형이 델타 변이 정도의 감염력을 가졌다면 1차 유행 당시 신규 확진자 규모는 수만 명을 훨씬 넘었을 것이다. 그랬다면 대구는 물론이고 우리나라 전체가, 아마도 전 세계가 완전히 초토화되었을 것이다.

2차 유행 때는 주간 평균 신규 확진자 최고치가 329명이던 것이 3차 유행 때는 1,030명으로 세 배 넘게 폭증했고, 4차 유행 때는 2,420명으로 다시 두 배 넘게 증가했다. 그러므로 5차 유행 때는 최소한 5,000명 안팎일 것으로 예측한다. 어쩌면 외국처럼 만명이 넘는 수준이 될 수도 있다. 필자가 대표 저자로 집필한 '코로나는 살아있다'에서 4차 이후의 유행을 예측했는데 4차 유행은 그대로 진행되었다. 아마 5차 유행도 필자의 예측대로 될 것이다.

둘째는, 유행이 끝난 후에도 신규 확진자 규모가 유행 전 수준으로 돌아가지 못하고 베이스라인(baseline)이 계속 올라간다는 것이다. 1차 유행 직전에 주간 평균 신규 확진자가 0.4명이었는데 1차 유행이 완전히 끝난 4월에는 주간 평균 신규 확진자가 9명이었다. 이는 1차 유행 전보다 20배 이상 증가한 수치다. 2차 유행 전에는 주간 평균 신규 확진자가 30명이었으나 2차 유행이 완전히 끝난 9월 말에는 69명으로 두 배 이상 증가했다. 3차 유행 직전에는 주간 평균 신규 확진자가 160명이었으나 3차 유행이 완전히 끝난 2월 중순에는 약 376명으로 역시 두 배 이상 증가했다. 그리고 이것은 2차 유행의 최고치인 329명보다 더 많다. 4차 유행도 유행 시작 전에는 주간 평균 신규 확진자가 468명이었으나 4차 유행이 수습된 10월 중순에는 1,358명으로 세 배 이상 증가했다. 이것도 역시 3차 유행의 최고치인 1,030명보다 더 많은 수준이다.

그렇다면 5차 유행이 끝나면 어떻게 될까? 당연히 4차 유행의 최고치였던 2,400명보다 신규 확진자가 더 많이 나올 것이다. 5차 유행 후 신규 확진자의 규모는 5차 유행의 최고치가 어느 정도인지에 따라 달라진다. 만약 최고치가 5,000명 수준이라면 유행이 지난 후에는 3,000명 수준의 신규 확진자가 매일 쏟아질 것이고, 최고치가 만 명 수준이라면 유행이 지난 후에는 5,000명 수준의 신규 확진자가 매일 쏟아질 것이다.

그런데 필자의 예측은 방역당국이 지금처럼 임시선별검사소를 통해서 검사를 무차별적으로 계속한다는 것이 전제다. 슬프지만 필자의 '전제'와 '예측'은 모두 실현될 것이다. 그들에게는 그래야 하는 이유가 있기 때문이다. 그들은 다 '계획'이 있다.

셋째는, 유행 기간이 점차 길어진다는 것이다. 1차 유행은 기간이 1개월 정도였으나, 2차 유행은 약 1.5~2개월, 3차 유행은 약 2개월, 4차 유행은 3.5개월 정도 지속되었다. 그렇다면 5차 유행은 최소한 4개월 정도 지속될 것이므로 2022년 대선은 5차 유행 중이거나, 5차 유행이 끝난 직후에 치르게 될 것이다. 참고로 2020년 총선은 1차 유행이 끝나고 신규 확진자가 가장 적었던 시기에 치러졌다[그림 1].

만약 5차 유행 중에 대선을 치르게 된다면 문재인 정권은 '감염 위험'을 내세워 현장투표를 전면 금지하고 블록체인 기반의 온라인 투표나 우편 투표를 강행할 것이다. 그렇지 않고 5차 유행이 끝난 직후에 대선을 치르게 된다면 우리는 'K방역'의 성공 신화와 재난지원금이라는 마사지를 다시 경험하게 될 것이다. 의도적인 '선거관리 소홀'은 덤이다.

코로나19 확진자가 계속 많아지고 있는데 그렇다면 다른 나라는 어느 정도일까? [그림 2]에서 미국, 유럽의 몇몇 주요국, 이스라엘, 그리고 한국과 일본의 인구 백만 병당 누적 확진자를 비교해보면 우리는 다른 나라에 비해서 확진자가 매우 적다는 것을 알 수 있다. 그리고, 동양과 서양의 차이가 현저하다는 것도 알 수 있다. 코로나19 판데믹에서 동서양의 차이에 대한 설명은 '코로나는 살아 있다' 책의 '코로나19 국제비교가 말해주는 것'에 나와 있다. 최근 들어 방역당국과 주류 언론들은 일일 신규 확진자가 5천 명을 넘었으니, 7천 명에 육박한다느니 공포심을 조장하고 있는데 [그림 2]를 보면 그건 사실과 다르다는 것을 알 수 있다.

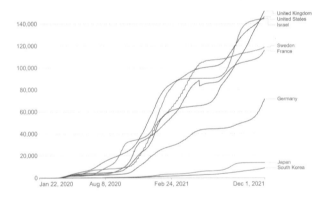

[그림 2] 주요국 인구 백만 명 당 코로나19 누적 확진자 비교

오미크론은 성탄절 선물일까?

2021년 11월 24일 남아프리카공화국에서 처음 보고되었고 우리나라에는 12월 1일 첫 확진자가 해외에서 유입되었다. 이 글을 쓰는 현재 오미크론 변이는 총 114건(국내 감염 88, 해외 유입 26) 확인되었다(질병청 '21. 12. 13). 오미크론 변이 관련 사례 123명을 분석한 결과 진단 당시 무증상인 경우가 24.4퍼센트였으며, 나머지는 경증으로 주요 증상은 발열, 인후통, 기침 등이었다. 아직 위중증 환자는 없다.

그런데 12월 1일 이후 질병청과 언론이 오미크론 변이를 대하는 자세를 보면 마치 코로나19 사태가 새롭게 다시 시작되는 듯한 느낌이 든다. 오미크론의 확산세가 뚜렷하다 해도 아직까지 국내 감염 및 해외 유입 사례의 절대 다수는 델타 변이다(국내 감염 사례의 98.9퍼센트, 해외 유입 사례의 94.7퍼센트). 그렇다면 델타 변이의 영향을 알아보자.

[그림 3]은 2020년 1월부터 2021년 11월까지 코로나19 사태 전 기간의 확진자와 사망자, 그리고 양성률과 치명률을 주된 변이의 유형에 따라 나타낸 것이다. 확진자 수는 초기의 S형과 V형이 가장 적었고 그 후 GH 변이, 알파 및 베타 변이, 그리고 델타 변이 순으로 점차 증가했다. 특히 알파 및 베타 변이, 그리고 델타 변이

에 의해 확진자 수가 현저하게 증가하는 것을 보면 오미크론의 영향을 예측할 수 있다.

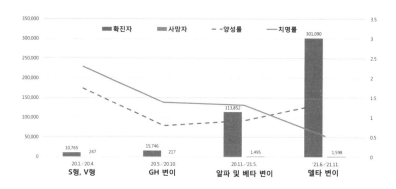

[그림 3] SARS-CoV-2의 경과: 변이별 누적 확진자, 사망자, 양성률, 치명률

양성률도 GH 변이, 알파 및 베타 변이, 델타 변이 순으로 계속 증가 추세다. [그림 3]에서 GH 변이의 양성률이 S형과 V형의 양성률보다 낮은 것처럼 보이는 이유는 1차 유행 때 3밀 상황의 신천지 교인들을 전수검사했기 때문이다. 변이가 거듭될수록 양성률이 증가하므로 오미크론의 양성률도 예측할 수 있다. 그리고, 사망자 수는 계속 증가하지만 확진자가 훨씬 더 많이 증가하기 때문에 치명률은 꾸준하게 감소한다.

이상에서 코로나19 사태 동안 유행이 거듭될수록 신규 확진자 규모와 유행 기간이 점점 늘어나는 것을 알았다. 이것은 변이의 영향이기도 하다. 일반적으로 바이러스의 변이의 방향은 감염력은 증가하고 치명률은 감소하는 것이다. 즉, 바이러스가 인간을 위협하지 않고 적당하게 공존할 수 있는 방향으로 변이가 일어난다. 그러므로 오미크론 변이가 델타 변이를 밀어내고 대세로 등극하더라도 너무 겁먹을 필요는 없다. 오미크론 변이도 위드 코로나를 향해 가는 과정이기 때문이다.

5차 유행 이후에는 신규 확진자가 매일 최소한 3,000명 이상 쏟아질 것으로 예상되는데 그렇다면 더 이상 코로나 '사태'가 아니라 그냥 '일상'이 아닐까? 코로나와 함께 살아가는 '위드 코로나' 말이다. 1~3차 유행에 대한 자세한 내용이 궁금하다면 '코로나는 살아 있다' 책의 '확진자 수 추이를 통해서 본 국내 유행의 분석 및 평가'를 참고하기 바란다.

2
코로나19는 얼마나 위험할까

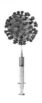

결론부터 말하자면, 코로나19는 '거의 2년간 전 국민이 모든 행동에 제약을 받아야 할 정도로' 위험한 질병은 아니다.

국내 첫 확진자가 발표되었던 2020년 1월 20일부터 2021년 11월 28일까지 우리나라의 코로나19 누적 확진자는 444,200명이다[표 1]. 우리나라 전체 인구가 약 5천 130만 명이므로 44만명은 전체 인구의 0.87퍼센트에 해당한다. 즉, 전체 인구의 99.13퍼센트는 멀쩡하다! 또한, 누적 확진자 444,200명은 인구 10만 명 중 857명에 해당한다. 그렇다면 나머지 9만 9천 143명은 멀쩡한 셈이다! 여기에는 검사를 받지 않은 무증상 감염자가 포함되어 있지만 국민들이 알아야 할 중요한 사실은, 질병청이 매일 확진자 숫자를 발표하며 공포 분위기를 조성하는 셈 치고는 확진자가 많지 않다는 것이다.

같은 기간 동안 누적 사망자는 3,580명이고 누적 치명률은 0.81퍼센트다. 치명률이란 코로나19 확진자 중 사망자의 비율이다. 즉, 코로나19 확진자 100명 중 사망자는 한 명이 채 안 된다. 통계청이 발표한 2020년 사망원인통계에 의하면 전체 사망자 304,948명 중 코로나19에 의한 사망자는 950명이었고 이들이 차지하는 비중은 0.3퍼센트에 불과했다. 또한, 2020년의 연령표준화 사망률은 300.0명이었는데 그중 코로나19의 연령표준화 사망률은 0.8명에 불과했다. 이 정도를 가지고 위험한 질병이라고 할 수는 없다.

기간을 세분해서 보면 1~3차 유행이 있었던 1년간 확진자는 78,508명, 사망자는 1,425명, 치명률은 1.82퍼센트였다. 2021년 2월부터 10개월간 확진자는 365,692명으로 4.7배나 증가했으나 사망자는 2,155명으로 1.5배 증가했다. 따라서 치명률은 0.52퍼센트로 현저하게 감소했다.

　[표 1]에서 확진자의 주요 연령층과 사망자의 주요 연령층이 완전히 다르다는 것을 알 수 있다. 이것은 매우 중요한 개념이다! 즉, 확진자는 활동이 많은 20대에서 50대가 75.3퍼센트로 대부분을 차지하는 반면, 사망자는 60대 이상이 91.9퍼센트로 절대 다수를 차지하고 있다. 연령이 높을수록 치명률이 높다. 예를 들어, 20대의 코로나19 치명률은 0.02퍼센트에 불과한데 이것은 80대 이상 치명률의 약 650분의 1 정도다. 20대에서 40대까지도 치명률은 0.1퍼센트 미만에 불과하다.

[표 1] 확진자 성별, 연령별 발생 및 사망 현황(질병청 '21.11.29)

구 분	누적 확진자(%)	인구10만명당 누적 발생률	누적 사망자(%)	누적 치명률(%)	위중증(%)
계	444,200 (100)	857	3,580 (100.00)	0.81	629 (100.00)
80세~	14,048 (3.16)	701	1,814 (50.67)	12.91	142 (22.58)
70–79세	24,577 (5.53)	665	960 (26.82)	3.91	223 (35.45)
60–69세	56,025 (12.61)	831	515 (14.39)	0.92	166 (26.39)
50–59세	66,832 (15.05)	773	202 (5.64)	0.30	57 (9.06)
40–49세	67,369 (15.17)	812	51 (1.42)	0.08	23 (3.66)
30–39세	68,042 (15.32)	990	26 (0.73)	0.04	13 (2.07)
20–29세	75,999 (17.11)	1,117	12 (0.34)	0.02	1 (0.16)
10–19세	43,262 (9.74)	903	0 (0.00)	0.00	3 (0.48)
0–9세	28,046 (6.31)	706	0 (0.00)	0.00	1 (0.16)

코로나19 중앙임상위원회에 의하면, 중증도 및 사망 관련 위험 인자 중 가장 중요한 것은 연령이다. 18~29세 확진자와 비교했을 때 65세 이상 확진자는 입원이 필요한 경우가 5~13배, 사망 확률은 90~630배 더 높았다. 고혈압, 당뇨병, 만성 신질환, 심장질환, 치매 등 기저질환이 있는 확진자는 입원률은 6배, 사망률은 12배 더 높았다. 그 외 비만과 흡연도 중증도 및 사망 관련 위험인자다.

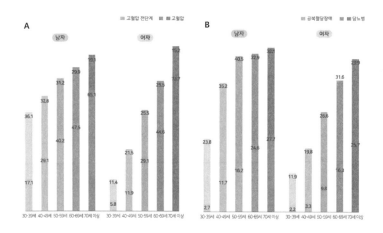

* 막대 그래프에서 위의 수치는 각각 고혈압 전 단계와 당뇨병 전 단계(공복혈당장애)를 의미함

[그림 4] 2018년 연령별 고혈압(A)과 당뇨병(B) 유병률
(국민건강영양조사 FACT SHEET. 질병청 2021.)

코로나19의 고위험 기저질환 중 가장 흔한 것은 고혈압과 당뇨병인데 이 둘은 발생률 자체가 연령과 관련이 있다. [그림 4]에서 나이가 많을수록 고혈압과 당뇨병의 유병률이 급격하게 증가하는 것을 볼 수 있다. 그러므로 고령, 기저질환, 비만과 흡연 등 위험인 자를 가진 사람들과 그렇지 않은 사람들의 코로나19 사망위험은 하늘과 땅 정도의 차이라고 할 수 있다. 즉, 코로나19는 기본적으로 '고령자와 기저질환자'의 질병인 것이다. 그런데 우리나라는 전 국민에게 '평등'한 방역정책을 펴고 있다.

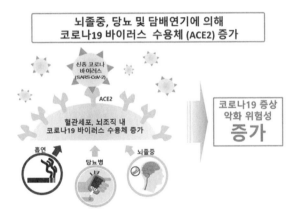

[그림 5] 흡연, 당뇨병, 뇌졸증과 ACE2 (질병청 '20. 6. 20)

안지오텐신전환효소(Angiotensin-converting enzyme, ACE)2는

코로나19 바이러스가 인간 세포 내로 침입하는 통로다. 폐, 심장, 동맥 등 여러 신체조직의 세포막에 많고 나이가 많아질수록 증가한다. 국립보건연구원의 연구결과에 의하면 담배연기, 뇌졸중, 당뇨병은 ACE2를 증가시킨다(질병청 '20. 6. 20). 즉, ACE2가 많은 코로나 환자들은 그렇지 않은 환자들보다 더 위험하다([그림 5]).

Worldometer에 의하면 2021년 11월 26일까지 전 세계에서 260,311,095명이 코로나19에 걸렸다. 그중 5,199,469명은 사망했으나(치명률 2.0퍼센트), 나머지 235,255,756명은 회복했다. 같은 날 기준으로 한국은 인구 백만 명 당 확진자가 8,434명으로 전 세계 224개국 중 159위고, 인구 백만 명 당 사망자는 67명으로 171위다. 일본은 인구 백만 명 당 확진자 13,711명, 사망자 146명으로 각각 147위, 153위다.

[그림 6]은 인구 백만 명 당 코로나19 확진자와 사망자 수를 OECD 37개국과 러시아, 인도, 싱가포르, 대만 등 주요 비회원국끼리 비교한 것이다. 우리나라의 확진자 수는 OECD 37개국 중 35위이다. 우리보다 확진자가 적은 국가는 호주(인구 백만 명 당 7,922명)와 뉴질랜드(2,192명)가 유일하다. 우리나라의 코로나19

사망자 수는 37개국 중 36위이고 우리보다 사망자가 적은 국가는 뉴질랜드(인구 백만 명 당 8명)가 유일하다. OECD국가는 아니지만 대만은 우리보다 확진자와 사망자가 모두 적다(인구 백만 명 당 693 명, 36명).

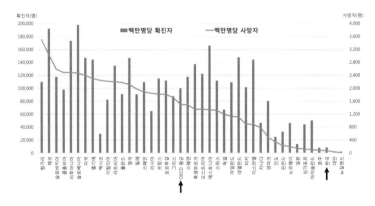

[그림 6] OECD+주요국의 인구 백만 명 당 확진자와 사망자 수
(Worldometer 2021. 11. 26.)

[그림 6]에서 기억해야 하는 중요한 '팩트'는 우리나라가 다른 나라들보다 인구 대비 코로나19 확진자와 사망자가 아주, 매우, 많이, 적다는 것이다. 연구자들에 의하면, 기존의 감기 코로나바이러스 감염이 SARS-CoV-2 감염에 대해서 교차면역을 나타낸다고 한다. 코로나바이러스는 아데노바이러스, 리노바이러스와 함께 가

장 흔한 감기 바이러스다. 따라서 감기 코로나바이러스를 앓은 사람은 코로나19에 대해서 교차면역이 있으므로 확진자와 사망자가 적을 수 있다. 그렇다면 우리나라가 다른 나라들보다 감기 코로나 바이러스가 훨씬 더 많았을까? 필자는 그것은 모른다.

질병청이 코로나19 사망자 분석결과를 매주 발표해왔는데 필자가 알기로 가장 최근 발표는 2021년 10월 27일자다. (그 이후는 발표하지 않고 있음) 코로나 사망자 2,745명 중 기저질환자가 무려 96.4퍼센트였고, 조사 중인 0.2퍼센트를 제외하면 기저질환 없이 건강하던 사람이 코로나로 인해 사망한 것은 93명(3.4퍼센트)에 불과했다. 따라서 고령이 아닌 20~50대의 코로나 사망자는 대부분 기저질환자일 것이다.

그런 점에서 질병청은 국민들의 알 권리를 충족시키기 위해서 확진자 및 사망자 분포와 치명률을 연령대뿐만 및 기저질환 여부에 따라서도 일목요연하게 제시해야 한다. 그렇게 해야 국민들이 각자의 나이와 기저질환 여부를 고려해서 코로나19에 걸렸을 때 자신의 사망 위험성을 좀 더 현실감있게 가늠할 수 있다. 그런데 질병청은 연령대별 치명률만 계산하고, 그것마저 발표는 하지 않고 보도참고자료 안에 숨겨놓고 있다. 신규 확진자 숫자만 강조하고 연령대별 치명률이나 기저질환별 치명률을 국민들에게 적극적으로 알리지 않는 이유는, 국민들이 '사실'을 알게 되면 질병청이나 방역당국의 '통제'가 먹히지 않기 때문이다.

우리나라에서 코로나 사태 전 기간 동안 주간 평균 치명률이 가장 높았던 것은 2020년 5월 말에 2.4퍼센트였다. 다행히 2021년 10월 이후는 0.8퍼센트 정도를 유지하고 있다. 그렇다면 다른 감염병과 비교할 때 코로나19는 얼마나 치명적인 병일까?

[표 2] 주요 감염병의 치명률

감염병	추정 치명률(Estimated case fatality rate)
에볼라(Ebola)	50% (세계보건기구, 2020) 40% in the 2013-16 outbreak (Shultz et al, 2016)
메르스(MERS-CoV)	34% (Munster et al, 2020) 20.3% (대한민국 질병청)
사스(SARS-CoV)	10% (Venkatesh and Memish, 2004; Munster et al, 2020)
코로나19(SARS-CoV-2)	7.35→2.03 (세계보건기구) 2.38→0.78 (대한민국, '20.1. -'21.10.)
유행성 독감(Seasonal flu)	0.5% (2019 사망통계. 대한민국 통계청) 0.1~0.2% (미국 질병통제센터)

코로나 치명률은 메르스(약 20퍼센트)나 사스(약 10퍼센트)보다는 훨씬 낮고, 유행성 독감(0.5퍼센트) 보다는 약간 높다[표 2].

코로나 사태 이전까지 코로나바이러스는 아데노, 리노바이러스와 함께 가장 흔한 감기 바이러스 중 하나였다. 그렇다면 코로나19를 독감 정도로 취급해도 될까?

필자는 아니라고 생각한다. 이유는 병의 진행 경과가 상당히 다르기 때문이다. 독감은 폐렴으로 진행되어 주로 호흡부전 등으로 사망하는데 비해서, 코로나19는 과도한 면역반응이나 지나친 염증반응을 일으켜 미세혈전증 및 다발성 장기부전(multi-organ failure)으로 사망한다. 즉, 호흡기 감염병으로 시작해서 (미세)혈관성 질환으로 사망하는 것이다. 이에 대한 자세한 내용은 '코로나는 살아있다' 책의 '임상양상과 치료방향' 부분을 참조하기 바란다.

결론적으로, 코로나19는 '거의 2년간 전 국민이 모든 행동에 제약을 받아야 할 정도로' 위험한 질병이 아니다. 특히 우리나라는 다른 나라들에 비해서 인구 대비 확진자와 사망자가 현저히 적다. 코로나19의 고위험군은 고령자, 고혈압과 당뇨병 등 기저질환자, 비만, 흡연자 등이다. 그래서 고위험군과 그렇지 않은 사람 간의 코로나19 사망위험도는 거의 하늘과 땅 차이다.

3
아이들은 코로나가 위험할까

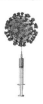

아이들은 코로나19가 위험하지 않다. 코로나 치명률은 연령에 비례하여 증가하는데 우리나라는 19세 이하 코로나 사망자가 거의 없기 때문이다[표 3]. 30세 이상 성인은 코로나 사태 동안 치명률이 점차 감소하는 반면, 19세 이하의 소아와 청소년은 처음부터 일관되게 치명률이 0이다.

2021년 11월 30일 방역당국은 10세 미만 소아의 첫 사망 사례를 발표했는데 확진자 28,353명 중 1명(치명률 0.0035퍼센트)이므로 소수점 이하 두 자리를 적용하여 치명률은 여전히 0퍼센트다.

[표 3] 연령대별 코로나19 치명률 변화(질병청)

연령대	'20. 6. 1	'20. 11. 30	'21. 6. 7	'21. 12. 1
80세 이상	26.51	18.34	18.79	12.79
70-79세	11.00	6.45	5.59	3.85
60-69세	2.77	1.22	1.06	0.92
50-59세	0.73	0.39	0.27	0.30
40-49세	0.20	0.08	0.07	0.07
30-39세	0.15	0.05	0.04	0.04
20-29세	0.00	0.00	0.01	0.02
10-19세	0.00	0.00	0.00	0.00
0-9세	0.00	0.00	0.00	0.00

　해당 사례는 기저질환을 앓던 소아가 11월 20일부터 발열과 인후통 등의 증상이 있었고 28일 응급실에 내원해서 사망했는데 사후에 시행한 검사에서 양성 판정이 나온 것이다(세이프타임즈 2021. 11. 30). 방역당국은 사망 아동의 사망 원인을 '조사할 예정'이라고 한다. 그런데 의아한 점은, 사망 원인이 밝혀지지 않았을뿐만 아니라, 아직 조사를 시작하지도 않았는데 '코로나 사망자'로 집계되었다는 것이다. 방역당국의 이런 행태를 보면, 이제까지 집계된 코로나 사망자 중에도 유사한 사례가 있었을 것이라는 합리적인 의심이 든다. 사망 원인은 모르지만 코를 찔러서 코로나19 유전자가 나오면 즉시 확진자 및 사망자로 집계된다니 뭔가 허탈한 심정이다. 필자만 그런 건지?

　같은 달 22일에는 코로나19에 감염된 임신 25주 산모가 조기 출산하면서 태아를 사산했는데 사망한 태아에서 코로나19 양성 반응이 나왔다. 이를 두고 언론은 최초의 10세 미만 사망 사례라고 호들갑을 떨었으나 해당 사례는 사망한 태아가 출생신고 전이므로 확진자 및 사망자 통계에서 제외되었다.

대한소아감염학회는 2020년 1월부터 12월까지 전국 32개 의료기관에 입원한 소아청소년 코로나 확진자 900명의 임상적 특징을 발표했다(후생신보 2021. 11. 23.). 중요한 점은, 중환자 치료가 필요한 환자가 한 명도 없었다는 것이다. 또한, 입원이나 격리를 했더라도 96.1퍼센트는 아무런 치료없이 완치되었다.

이들의 임상적 특징은 연령대 별로 차이가 있었다. 초등생들은 대부분 무증상이었는데 이것은 이들이 거의 대부분 가족의 감염으로 인해 선제적 검사에서 발견되는 경우가 많았기 때문이다. 중고등학생들도 무증상이 많았으나 약 40퍼센트는 경미한 호흡기 증상이 있었다. 미각과 후각 손실은 중학생들은 약 25퍼센트, 고등학생들은 약 45퍼센트에서 있었다. 전신 증상으로는 38도 이상의 발열이 26퍼센트로 가장 흔했다.

소아청소년은 위중증률이 대단히 낮았는데 중증도 질환은 5.11

퍼센트, 중증은 0.44퍼센트에 불과했다. 또한, 중증 악화의 지표가 되는 산소 치료를 한 경우는 0.78퍼센트에 불과했다. 2020년의 소아·청소년 확진자 중에 중환자 치료가 필요한 사례가 없었다는 사실은 매우 중요하다. 변이 효과로 인해 치명률이 계속 감소하기 때문이다.

질병청은 2021년 10월 14일 '주간 질병과 건강' 제14권 제42호를 통해서 '국내 만 18세 이하 코로나19 환자 발생 현황'을 발표했다. 2020년 1월 20일부터 2021년 8월 28일까지 18세 이하 소아·청소년이 3만 12명(전체 확진자의 12.2퍼센트) 확진되었는데 이는 10만 명 당 366명에 해당한다. 즉, 나머지에 해당하는 99만 634명은 무사하다.

[표 4]는 연령군별 주요 발생 현황을 정리한 것이다. 남자가 54.5퍼센트로 여자보다 많았다. 18세 이하 확진자 중 무증상은 34.4퍼센트, 유증상은 57.2퍼센트였는데 성인보다 유증상 비율이 높았다. 특히, 16~18세는 남자 비율, 10만 명 당 발생률, 유증상 비율이 18세 이하 연령 그룹 중에서 가장 높았다. 확진부터 격리

해제까지 기간의 중앙값은 11일(10~14일)이었으며 연령군별 차이는 없었다.

[표 4] 국내 코로나19 18세 이하 확진자 연령군별 주요 발생 현황

	합계 (명, %)	0-2세 (명, %)	3-6세 (명, %)	7-12세 (명, %)	13-15세 (명, %)	16-18세 (명, %)
합계	30,012 (100)	2,937 (9.8)	5,299 (17.7)	9,317 (31.0)	5,308 (17.7)	7,151 (23.8)
성별						
남자	16,352 (54.5)	1,549 (52.7)	2,779 (52.4)	4,948 (53.1)	2,910 (54.8)	4,166 (58.3)
여자	13,660 (45.5)	1,388 (47.3)	2,520 (47.6)	4,369 (46.9)	2,398 (45.2)	2,985 (41.7)
10만 명 당 누적발생률						
	366	326	319	333	384	489
증상유무						
유증상	17,156 (57.2)	1,591 (54.2)	2,460 (46.4)	4,769 (51.2)	3,399 (64.0)	4,937 (69.0)
무증상	10,335 (34.4)	1,162 (39.6)	2,409 (45.5)	3,766 (40.4)	1,448 (27.3)	1,550 (21.7)
알수없음	2,521 (8.4)	184 (6.3)	430 (8.1)	782 (8.4)	461 (8.7)	664 (9.3)

[출처: 주간 건강과 질병·제14권 제42호(2021. 10. 14)]

소아·청소년 확진자의 위중증률은 0.01퍼센트였다. 즉, 18세 이하 확진자 약 3만 명 중에서 위중증은 7~12세 1명(9,317명 중 1명, 0.01퍼센트)과 16~18세 3명(7,151명 중 3명, 0.04퍼센트)이 전부였다. 성인과 마찬가지로 18세 이하에서도 나이가 많을수록 위중증률이 높았지만 모두 회복되었다. 위중증으로 진행되었던 소아·청소년

확진자들은 기저질환이 있을 가능성이 높다. 실제로 2021년 11월 30일 기준으로 입원 중인 위중증 환자 661명 중 10대 3명은 모두 기저질환자였다(세이프타임즈 2021. 11. 30). 그런데 질병청은 소아·청소년 확진자들의 기저질환에 대한 자료를 공개하지 않고 있다.

중요한 것은, 소아·청소년의 위중증률이 성인보다 현저히 낮다는 점이다. 질병청 자료에 의하면 2020년 12월부터 2021년 8월까지 평균 위중증률은 약 2.28퍼센트(1.72~3.16퍼센트)였다. 소아·청소년은 위중증률이 극도로 낮으므로 이 수치를 성인의 위중증률로 간주하면 소아청소년과 성인의 위중증률은 무려 230배 정도 차이가 난다. 하늘과 땅만큼의 차이다. 게다가, 2020년 확진자를 대상으로 한 대한소아감염학회의 위중증률보다 2020년 1월부터 2021년 8월까지 확진자를 대상으로 한 '주간 질병과 건강'의 위중증률이 더 낮다는 점도 매우 중요하다. 즉, 코로나19는 점점 덜 심각한 방향으로 변이를 거듭하고 있다.

그렇다면 소아·청소년은 왜 코로나19 위중증률과 치명률이 낮을까?

답은 면역상태와 관련이 있다. 우리 몸의 면역체계는 선천성과 후천성으로 나뉜다[그림 7]. 선천성 면역을 담당하는 것은 피부와 점막이고, 후천성 면역을 담당하는 것은 백혈구의 일종인 T세포와 B세포인데 각각 세포성 면역과 체액성 면역을 담당한다.

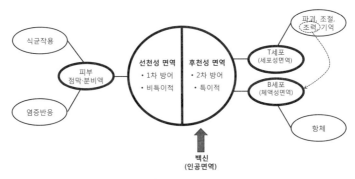

[그림 7] 우리 몸의 면역체계

호흡기 감염병에서는 상기도 점막과 거기에서 분비되는 점액 등 선천성 면역의 역할이 매우 중요하다. 아이들은 상기도 점막이 매우 건강하다. 흡연을 하지 않는 것도 관련이 있는 것 같다. 또한, 코로나19 바이러스의 침투경로인 ACE2 수용체는 나이가 들수록 증가하고, 당뇨병이나 흡연에 의해서 증가하기 때문에 아이들은 상기도 점막의 ACE2 수용체도 적다. 따라서 성인(특히, 흡연자)보다 상기도 점막과 점액의 항바이러스 활동이 활발하고, 상기도 점막에 들러붙는 코로나19 바이러스의 양(viral load)도 적기 때문에 바이러스에 노출되어도 가볍게 끝나는 경우가 대부분이다. 참고로, 흡연자는 비흡연자에 비해 중증 코로나로 진행할 확률이 약 2배 더 높다. 자세한 내용은 '코로나는 살아있다' 책의 '통계로 본 코로나19의 위험성'에 설명했다.

아이들은 수시로 감기에 걸린다. 그런데 가장 흔한 감기바이러스 중 하나가 코로나 바이러스고, 이것의 변종이 코로나19 바이러스다. 따라서 감기를 앓으면서 형성된 항체가 코로나19 바이러스에 대해 교차면역으로 작용할 수 있다. 그런 점에서 감기에 자주 걸리지 않는 성인보다는 감기를 달고 사는 아이들이 코로나19에 더 유리하다.

후천성 면역의 한 축을 이루는 T세포는 본거지가 흉선(thymus)이다. 태어날 때는 흉선이 잘 발달되어 있지만, 나이가 들면서 위축되고 퇴화한다[그림 8]. 그러므로 나이가 어릴수록 미감작(naïve) T세포가 풍부하기 때문에 세균이나 바이러스 등이 체내에 침입했을 때 매우 활발하게, 효과적으로 대처할 수 있다. T세포는 세균이나 바이러스를 직접 죽이는 기능이 있으므로(killer T cell) 감염병에서 매우 중요한 역할을 한다.

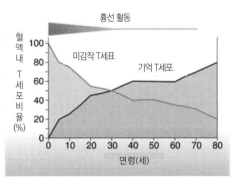

흉선 활동

혈액 내 T세포 비율 (%)

미감작 T세포

기억 T세포

연령(세)

[그림 8] 연령에 따른 T세포의 변화

(출처: Abbas et al. Cellular and Molecular Immunology. 9th Edition. Elsevier)

참고로, 에이즈(후천성 면역결핍증: Acquired Immunodeficiency Syndrome, AIDS)는 인간면역결핍 바이러스(Human Immunodeficiency Virus, HIV)가 T세포를 파괴하여 인체가 감염병에 제대로 대체하지 못하게 만드는 병이다. 적이 쳐들어왔는데 맞서 싸울 군인들이 무장해제 상태인 셈이다. 그래서 에이즈 환자들은 일반인들이 잘 걸리지 않는 희한한 감염병에 걸려서 사망하는 경우가 많다.

결론적으로 아이들은 코로나19가 위험하지 않다. 치명률과 위중증률이 극히 낮고, 위중증률 자체도 감소하는 추세다. 기저질환이 없다면 치명률과 위중증률은 더욱 낮다. 아이들은 상기도 점막이 건강하고 항바이러스 활동도 활발하고, 상기도 점막에 들러붙는 코로나19 바이러스의 양도 적고, T세포의 활동도 왕성하기 때문이다. 이 정도면 아이들은 마스크가 아예 필요없을지도 모르겠다. 스웨덴에서 했던 것처럼 말이다.

4
아이들이 코로나 백신 필요할까

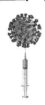

아이들 특히, 기저질환이 없고 건강한 아이들은 코로나19 백신이 필요 없다. 아니, 접종해서는 안 된다. 이익은 없고 부작용의 가능성만 있기 때문이다.

앞에서 말했듯이 18세 이하는 코로나19 위중증률이 0.01퍼센트에 불과하고, 치명률이 0퍼센트로 극히 낮다. 그러므로 소아·청소년은 코로나 백신을 맞아도 위중증률과 치명률을 더 이상 낮추는 것이 불가능하다. 우리나라에서 접종하는 코로나 백신들은 mRNA나 바이러스벡터 등 신기술로 만들어진 백신인데다, 출시된 지 아직 1년 남짓한 상황이므로 안전성이 충분하게 검증되지 않았다.

질병청은 18세 이하에서 코로나19 백신 접종이 필요한 이유로 두 가지를 내세우고 있는데 하나는 전면 등교 상황에서 안전한 학교생활을 위해서, 다른 하나는 부모나 조부모를 감염시키지 않기 위해서라고 한다. 그러나 둘 다 잘못됐다. 여기에서는 첫 번째 이유만 다루고, 두 번째 이유는 뒤에서 다루겠다.

18세 이하 소아·청소년의 코로나19 감염경로는 선행 확진자 접촉 42.8퍼센트, 집단발생 37.5퍼센트, 해외유입이나 의료기관 등 6.2퍼센트, 조사 중 13.5퍼센트였다[표 5].

감염경로 중 학원, 유치원, 어린이집 등 교육시설관련 집단감염은 약 13퍼센트에 불과하므로 전면 등교를 위해서 아이들에게 코로나 백신을 맞히겠다는 논리는 앞뒤가 안 맞는다. 왜냐면 18세 이상 성인의 접종 완료율이 이미 70퍼센트를 훌쩍 넘었으므로 (2021년 12월 1일 기준 91.5퍼센트) 질병청의 주장대로라면 선생님과 부모 등 성인들은 이미 '집단면역'을 형성했을 테니 코로나에 걸리지도 않고, 코로나를 전파하지도 않을 것이기 때문이다. 또한, 아이들이 백신을 맞지 않아서 자기들끼리 바이러스를 주고받는다 하더라도 위중증률과 치명률이 극도로 낮기 때문에 코로나에 걸리더라도 별문제가 없다.

[표 5] 국내 코로나19 18세 이하 확진자 연령군별 주요 감염 경로

	합계 (명, %)	0-2세 (명, %)	3-6세 (명, %)	7-12세 (명, %)	13-15세 (명, %)	16-18세 (명, %)
합계	30,012 (100)	2,937 (9.8)	5,299 (17.7)	9,317 (31.0)	5,308 (17.7)	7,151 (23.8)
선행확진자접촉	12,835 (42.8)	1,489 (50.7)	2,508 (47.3)	4,181 (44.9)	2,095 (39.5)	2,562 (35.8)
지역집단발생	11,246 (37.5)	969 (33.0)	2,020 (38.1)	3,517 (37.7)	2,057 (38.8)	2,683 (37.5)
교육시설 관련	3,795 (12.6)	300 (10.2)	738 (13.9)	1,070 (11.5)	681 (12.8)	1,006 (14.1)
종교시설 관련	1,662 (5.5)	120 (4.1)	221 (4.2)	539 (5.8)	411 (7.7)	371 (5.2)
가족·지인 모임관련	1,630 (5.4)	178 (6.1)	312 (5.9)	518 (5.6)	268 (5.0)	354 (5.0)
사업장 관련	1,505 (5.0)	172 (5.9)	318 (6.0)	540 (5.8)	235 (4.4)	240 (3.4)
기타	2,654 (8.8)	199 (6.8)	431 (8.1)	850 (9.1)	462 (8.7)	712 (26.5)
그외	1,879 (6.2)	208 (7.1)	316 (6.0)	593 (6.4)	292 (5.4)	470 (6.6)
조사중	4,052 (13.5)	271 (9.2)	455 (8.6)	1,026 (11.0)	864 (16.3)	1,436 (20.1)

[출처: 주간 건강과 질병·제14권 제42호(2021. 10. 14)]

그러나 실제로는 '돌파감염'이라는 신조어에서 알 수 있듯이 성인이건 아이들이건 백신을 맞는다고 해서 감염이 예방되거나 전

파가 방지되는 것이 아니다. 코로나 백신을 맞아도 코로나에 걸린 다면 코로나에 걸려도 죽지 않을 아이들이 잠재적인 부작용을 무릅쓰고 백신을 맞을 이유가 없다. 아이들은 어른 특히 노인들과 달리 코로나19 위중증률과 치명률이 극도로 낮기 때문이다. 실제로 대한소아감염학회의 연구결과에 의하면, 2020년에 입원한 국내 코로나19 소아·청소년 환자 중 중환자 치료가 필요한 사례는 한 건도 없었다(후생신보 2021. 11. 23.).

　어떤 약이든 100퍼센트 안전하지는 않다. 모든 약은 부작용이 있다. 그러나 우리가 병에 걸렸을 때 약을 먹거나 주사를 맞는 이유는, 부작용이 발생할 위험보다 효과가 있을 가능성이 훨씬 더 크기 때문이다. 그러나 백신은 다르다. 백신은 아픈 환자가 맞는 것이 아니라 병에 걸리지 않은 건강한 사람들이 맞는 것이므로 약보다 부작용이 훨씬 더 적어야 하고, 훨씬 더 안전해야 한다.
　문제는, 아이들에게 별 유익이 없는데도 아이들을 대상으로 코로나19 백신 임상시험을 했다는 점이다. 치료제는 부작용이 있더라도 효과가 있을 수 있으므로 소아나 청소년 환자들도 임상시험 대상이 될 수 있다. 그러나 코로나19는 소아청소년에게 전혀 위험한 병이 아니기 때문에 이들을 대상으로 백신 임상시험을 하는 것은 연구윤리에 어긋난다(NTD Korea 2021. 11. 16).

화이자가 미국 FDA의 긴급사용승인(Emergency Use Authorization, EUA)을 받기 위해서 제출한 12~15세 임상시험 자료를 보면 백신 접종군이 겨우 1,134명이었다(https://www.fda.gov/media/148542/download). 그중 1회 이상 접종자는 1,131명이었고 2회 접종을 완료한 것은 1,124명이었다. 2차 접종 후 평가가 가능하고 면역원성이 확인된(evaluable immunogenicity population) 209명 중 동양인은 2퍼센트(5명)에 불과했다. 참고로, 화이자 백신의 16세 이상 임상시험 접종군은 21,720명이었고 그중 동양인은 4퍼센트(801명)였다(N Engl J Med 2020;383:2603-15).

12~15세 임상시험의 전체 연구기간은 2020년 10월 15일부터 2021년 3월 13일까지 겨우 5개월이었고 백신 접종을 완료한 후에 2개월 이상 경과를 추적한 연구대상자는 58퍼센트(660명)에 불과했다. [그림 9]는 FDA 문서를 그대로 캡쳐한 것인데 경과 관찰 기간이 2개월인 경우가 612명, 3개월 이상인 경우는 48명밖에 안 된다. 대한민국의 부모들이 이 수치에 과연 만족하는지, 아이들이

맞게 될 화이자 백신의 안전성이 이 수치로 충분히 검증되었다고 생각하는지 묻고 싶다.

Table 3. Follow-up Duration After Dose 2, Participants 12 Through 15 Years of Age, Safety Population

	Vaccine Group (as Administered)		
	BNT162b2 (30 μg)	Placebo	Total
	(N[a]=1131)	(N[a]=1129)	(N[a]=2260)
Length of Follow-up[c]	n[b] (%)	n[b] (%)	n[b] (%)
<1 Month	13 (1.1)	25 (2.2)	38 (1.7)
≥1 Month to <2 months	458 (40.5)	456 (40.4)	914 (40.4)
≥2 Months to <3 months	612 (54.1)	599 (53.1)	1211 (53.6)
≥3 Months	48 (4.2)	49 (4.3)	97 (4.3)

Source: EUA 27034.132, eua-amend-12-15-years.pdf, Table 3, page 20.
[a] N=number of subjects in the specified group, or the total sample. This value is the denominator for the percentage calculations.
[b] n=number of subjects with the specified characteristic.
[c] Length of follow-up is the total exposure from Dose 2 to cutoff date or the date of unblinding, whichever date was earlier.

[그림 9] 화이자 백신의 12-15세 FDA 긴급사용승인을 위한 임상시험 추적기간
(출처: Pfizer-BioNTech COVID-19 Vaccine EUA Amendment Review Memorandum 05262021 (fda.gov))

화이자의 12~15세 임상시험에서 1차 접종 후 3명은 중대한 부작용(2명)이나 의사의 결정(1명)에 의해 임상시험이 중단되었다. 천 명 중에 3명이 임상시험을 중단할 정도로 문제가 있었다는 것이다. 2021년 11월 말 기준으로 우리나라의 17세 이하 코로나19 백신 접종자가 약 720만 명이므로 대략 계산하면 21,600명의 아이들이 심각한 단기 부작용을 경험한다는 이야기다. 거기에 더해서 장기 부작용도 있을 수 있는데 이에 대해서는 아직 알려진 것이 없는 상황이다. 장기적인 부작용이 있는지 없는지 모르는 것과 장기적인 부작용이 없는 것은 절대로 같은 말이 아니다. 그런데도 질병

청은 부작용이 없고 안전하다고 말한다. 100퍼센트 거짓말이다.

참고로, 화이자 백신의 16세 이상 임상시험 기간은 2020년 7월 27일부터 11월 14일까지 3.5개월이었으며 접종 완료 후 최소 2개월까지 경과를 관철했다. 1차 접종 후 28명이 부작용으로 임상시험을 중단했다. 그런데 2021년 11월 2일 British Medical Journal은 화이자 백신의 16세 이상 임상시험에 문제가 있다는 내용을 게재했다(BMJ 2021;375:n2635). 따라서 12~15세의 임상시험도 완결성에 문제가 있을 수 있다.

인류가 이제까지 사용했던 백신은 불활성화 방식이었는데 우리가 맞는 코로나19 백신은 화이자나 모더나(mRNA방식)도, 아스트라제네카나 얀센(바이러스벡터 방식)도 모두 이제까지 사용해본 적이 없는, 새로 개발된 백신이다. 그중 아스트라제네카 백신이나 얀센 백신같은 바이러스벡터 방식은 이미 항암 면역치료 백신으로 쓰여왔던 기술이고, 암 항원 대신 SARS-CoV-2 항원을 삽입하는 방식이므로 말기 암환자를 대상으로 어느 정도 경험이 있다고 할 수 있다. 그러나 mRNA 백신은 연구는 오랫동안 했지만 인류 역사상 처음 시도하는 방식이므로 장기적인 안전성이 전혀 검증되지 않았다.

게다가 임상시험을 원칙대로 1상, 2상, 3상 이런 식으로 엄격하게 진행한 것이 아니라 1/2상, 2/3상, 1/2/3상 이런 식으로 축약해서 진행했고 초스피드로 긴급사용승인을 받았다. 2021년 8월 화이자가 미국 FDA로부터 정식사용승인을 받았으나 화이자가 제출한 임상시험 절차와 결과에 대해서 많은 논란이 있다. 게다가 화이자는 백신 승인 문건의 공개 시한을 75년 후로 해달라고 FDA에 요구했다(에포크타임스 코리아 2021. 12. 9)

또한, 백신 개발 후 안전성이 검증되어서 정식으로 사용승인을 받으려면 보통 8~10년이 걸리는데 코로나 백신은 만들어진 지 겨우 일 년 남짓 되었을 뿐이어서 장기적인 부작용에 대해서 아직 모른다.

유럽에서 아스트라제네카 백신을 처음 접종하기 시작했을 때 혈소판 감소성 혈전증이나 길랑-바레 증후군이 문제가 되었다. 처음에는 부작용인지 아닌지 확실하지 않았지만 현재는 명백한 부작용으로 인정하고 있다. 그래서 미국과 일본은 아스트라제네카 백신을 아예 승인하지 않으며, 유럽연합은 승인은 했지만

2021년 상반기에 이미 접종을 중단한 나라가 많다. 그런데 우리는 60~74세 고령층을 중심으로 11개월간 아스트라제네카 백신을 계속 접종하다가 12월이 되어서야 접종을 중단했다.

화이자나 모더나 백신을 접종하기 시작했을 때 심근염·심낭염이 문제가 되었다. 역시 처음에는 부작용인지 아닌지 확실하지 않았지만 지금은 어린 중고등학생들도 백신부작용이라는 것을 알고 있다. 이처럼 새로운 방식으로 만든 백신들이 인체에 어떤 영향을 미치는지, 특히 장기적인 영향은 없는지 아직 명확하게 밝혀지지 않았다.

아이들은 백신 접종을 통해서 얻을 수 있는 이익은 없는 반면, 안전성은 아직 확보되지 않았다. 드물더라도 심각한 부작용이 만약 발생한다면 아이들에게는 치명적일 수 있다. 예를 들어, 백신 부작용으로 사지마비가 생겼을 때 80세 노인이 사지마비로 살다가 죽음을 맞이하는 것과 10살짜리 꼬마가 평생을 사지마비로 사는 것은 비교가 불가능하다. 너무나 끔찍한 일이다.

2008년 광우병사태 때 '뇌 송송 구멍 탁'과 '양키 고 홈'을 외치며 유모차를 끌고 나와서 광화문을 가득 매웠던 젊은 엄마들은 지금 어디에서 무엇을 하는지 궁금하다. 그때 유모차에 앉아있었던 아이들은 이제 중고등학생이 되었을텐데 코로나 백신이 미국산 쇠고기보다 더 안전하다고 생각하는지 묻고 싶다. 그 당시에 '살려주세요' '죽기 싫어요'라고 적힌 손 피켓을 들고 광화문을 가득 매웠던 청소년들은 지금 어디에서 무엇을 하는지 궁금하다. 그중 상당수는 이제 아기 엄마가 되었을텐데 눈에 넣어도 아프지 않을 꼬맹이가 러시안 룰렛 같은 코로나 백신을 맞아도 정말 괜찮겠는지 물어보고 싶다.

결론적으로, 소아와 청소년에게는 코로나19가 위험한 병이 아니기 때문에 백신이 필요하지 않다. 교육시설관련 집단감염이 13퍼센트에 불과한데 등교를 핑계로 코로나19 백신 접종을 유도하는 것은 잘못된 것이다. 코로나19가 위험하지 않은 아이들을 대상으로 백신 임상시험을 한 것은 연구윤리에 위반된다. 게다가 장기적인 부작용은 아직 완전히 베일에 가려져 있다. 이런 불완전한 백신은 아이들에게 금지되어야 마땅하다.

5
코로나19 항체는 얼마나 생겼을까

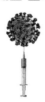

    질병청이 2021년 8월 16일 발표한 국민건강영양조사 결과에 의하면 자연감염에 의한 코로나19 항체는 2020년보다 3.7배 증가했다.

    미국은 전국 단위의 코로나19 항체조사를 시행하지 않았지만 우리나라는 미국과 달리 이미 여러 차례 시행했다[표 6]. 그런데 코로나 사태를 해결하고자 원래 없던 조사를 새로 만든 것은 아니고, 매년 시행하던 국민건강영양조사에 코로나19 항체검사를 추가한 것이다. 국민건강영양조사는 규모는 작을지 몰라도 전국 단위의 검사로서 대표성이 있는 검사다.

참고로, 국민건강영양조사는 국민건강증진법 제16조에 의거하여 1998년부터 시행되고 있는데 우리나라 국민의 전반적인 건강상태와 영양상태를 파악하여 적절한 국가보건정책을 수립하기 위해서 매년 시행하고 있다. 전국 192개 지역, 약 4800가구의 가구원 전체를 대상으로 시행되며 대상자의 생애주기별 특성에 따라소아(1~11세), 청소년(12~18세), 성인(19세 이상)으로 나누어 검진조사, 건강설문조사, 영양조사 등 특성에 맞는 조사항목을 적용한다. 질병청은 국민건강영양조사를 통하여 전국 규모의 대표성과 신뢰성 있는 통계를 산출하고 있다(출처: 2021년 국민건강영양조사).

[표 6] 코로나19 항체조사 결과: 국민건강영양조사 참여자('21. 8. 16 질병청)

검체 수집 기간	'21.5.11.~'21.7.16.	'21.1.20.~'21.4.30.	'20.4.~'20.12.
조사 규모	1,200*	2,248**	5,284
항체 양성자 총건(%)	4 (0.33)	6 (0.27)	5 (0.09)
기확진 항체 양성자(%)	1 (0.05)	2 (0.09)	3 (0.06)
지역사회미진단 항체 양성자(%)	3 (0.25)	4 (0.18)	2 (0.04)

* 충남, 울산, 전남, 전북 제외; ** 제주 제외

2020년 국민건강영양조사에서는 코로나19 항체 양성자가 0.09

퍼센트에 불과했으나 2021년 5월~7월에는 0.33퍼센트로 증가했다. 숫자 자체는 미미한 수준이지만 3.7배나 증가한 것이다. 그런데 항체 양성률 0.09퍼센트나 0.33퍼센트는 무시할만한 수치가 아니다. 왜냐면 2020년 12월 31일 기준으로 우리나라 코로나19 누적 확진자가 전 국민의 0.1퍼센트에 불과했고, 2021년 6월에 누적 확진자는 전 국민의 0.3퍼센트에 불과했기 때문이다. 그리고 놀라운 것은, 항체 양성자 중에는 기존에 코로나로 확진 받은 사람(기확진 항체 양성자)보다 코로나에 걸렸는지도 모르고 있었는데 항체가 있는 사람(미진단 항체 양성자)이 다섯 배나 많았다는 점이다. 또한 미진단 항체 양성자는 2020년에 비해서 여섯 배 이상 증가했다.

코로나19 항체검사는 코로나19가 아닌 다른 코로나바이러스(기존의 감기 코로나바이러스)와 교차반응이 있을 수 있다(대한진단검사의학회 2021. 12. 1). 그러나 우리나라에서 코로나 사태 이후로 감기나 독감이 유행하지 않았으므로 코로나 항체 양성률의 증가를 코로나19 자연감염에 의한 증가로 대략적으로 간주해도 큰 무리는 없다고 생각한다.

코로나19 확진자가 모두 항체 양성자는 아니다. 코로나19 PCR

검사는 코를 찔러서 상기도 점막에서 코로나19 바이러스 유전자를 검출하는 것이고, 항체는 바이러스가 상기도 점막의 선천성 면역체계를 무너뜨리고 몸 안으로 완전히 침입했을 때 후천성 면역체계가 바이러스에 대항하는 과정에 혈액 내에서 만들어지기 때문이다.

그러므로 무증상 확진자와 대부분의 경증 환자는 항체가 없을 가능성이 높다. 즉, 기확진 항체 양성자는 질병청이 매일 발표하는 확진자의 일부에 불과하다. 약간 억지스럽지만 대략 계산하면, 2021년 6월에 전 국민의 0.3퍼센트가 확진자였는데(6월 14일 누적 확진자 148,273명) 비슷한 시기에 기확진 항체 양성자가 0.05퍼센트였으므로 확진자 중 6분의 1만 항체가 있는 셈이다.

그렇다면 전 국민 중에서 대략 얼마나 코로나19에 감염이 되었을까?

코로나19 항체검사가 감기 코로나바이러스와 교차반응이 있을 수 있으므로 약간 억지스러운 추론이지만, 질병청이 발표하는 확진자가 기확진 항체 양성자보다 여섯 배 많고, 기확진 항체 양성자보다 미진단 항체 양성자가 다섯 배 많으므로 대략 미진단 감염자는 질병청이 발표하는 확진자보다 30배 정도 더 많다고 볼 수 있다. 무증상 감염이 코로나19의 매우 중요한 특징임을 실감할 수 있는 대목이다. 코로나19는 이처럼 미진단 감염자가 많기 때문에 검사를 많이 하면 확진자가 많이 나올 수밖에 없다.

이 글을 쓰는 2021년 11월 말 현재 누적 확진자는 전 국민의 약 0.8퍼센트인데 미진단 감염자가 이보다 30배 많다면 (다소 과장된 추론이지만) 전체 감염자 규모는 전 국민의 24퍼센트에 해당한다고 볼 수 있다. 자연감염 후 항체가 생기지 않은 무증상자와 대부분의 경증 환자는 선천성 면역이 우수하므로 코로나에 다시 감염되더라도 역시 가볍게 지나갈 가능성이 매우 높다. 게다가 백신 접종 완료율이 80퍼센트를 넘었으니 이 정도면 코로나19에 충분히 맞설 수 있지 않을까?

백신 접종 후에는 항체가 얼마나 생겼을까?

그것은 알 수 없다. 코로나19 항체검사는 백신 접종 후에 생기는 항체(S 단백에 대한 항체)를 검출하지 못하기 때문이다. 어리둥절할 수 있는데 지금부터 코로나19 항체검사에 대해서 간단히 알아보자.

일반적으로 항체는 면역 형성을 의미하는 IgG 항체와 급성 감염을 시사하는 IgM 항체로 나눈다. SARS-CoV-2 바이러스는 여기에 더해서 N(nucleocapsid) 항체, S(spike) 항체, 그리고 중화항체(neutralizing antibody)의 개념이 필요하다(씨젠의료재단 2021. 11. 30).

SARS-CoV-2 바이러스에는 다양한 단백질이 존재하는데 그중 N 단백과 S 단백이 대표적이다. 코로나19에 감염된 후에는 N 단백, S 단백, E(envelop) 단백 등에 대한 항체가 모두 형성되지만, 코로나19 백신 접종 후에는 S 단백에 대한 항체만 생긴다. 왜냐면 코로나19 백신에는 기존의 백신처럼 약독화된 바이러스가 통째로 들어있는 것이 아니라, 바이러스의 극히 일부분인 돌기(spike) 단백질을 만드는 유전자 명령서만 들어있기 때문이다.

그런데 국내에서 승인된 코로나19 항체검사 시약은 N 단백에 대한 항체만 검출할 수 있으므로 감염 후 회복(=면역 형성) 여부를 확인하는 데 주로 사용된다. 백신 접종 후에 생긴 S 단백에 대한 항체는 검출하지 못한다. 게다가 발병 후 2~14일 동안에는 항체가 검출되지 않을 수 있고, 양성 예측률이 낮으므로 코로나19 항체검사는 코로나19를 조기 진단하는 목적으로는 사용할 수 없다. 그러나 특정 국가나 지역에서 항체 유병률을 조사함으로써 무증상 감염자의 빈도나 감염률을 알 수 있고, 지역사회의 면역 형성 정도를 추측할 수 있으므로 방역정책을 수립하거나, 방역정책의 효과를 평가하는 데는 도움이 된다.

항체검사 시약이 S 단백 항체가 아니라 N 단백 항체를 검출하는 이유는 N 단백이 코로나 바이러스에서 가장 풍부하고, RNA 전체를 감싸고 있으므로 바이러스 복제에 가장 핵심적인 물질이기 때문이다(씨젠의료재단 2021. 11. 30).

중화항체는 바이러스의 감염성 또는 병원성을 직접 없앨 수 있는 항체다. 그러므로 코로나19 항체검사에서 양성으로 나왔더라도 중화항체가 부족하다면 재감염이나 돌파감염이 발생할 수도 있다(씨젠의료재단 2021. 11 30). 질병청의 발표에 의하면 백신 접종 후 중화항체가 낮으면 돌파감염에 취약할 수 있고, 70대 이상과 기저질환자는 중화항체 역가가 낮아서 돌파감염이 많았다(주간 건강과 질병 2021. 10. 21.). 그런데 아쉽게도 의료기관에서 사용 가능한 중화항체 검사 시약이 국내에는 아직 없다.

결론적으로, 국민건강영양조사 결과를 감안하면 (감기 코로나바이러스에 의한 교차면역이 있을 수 있지만) 자연감염에 의한 코로나19

항체는 2020년보다 3.7배 정도 증가한 것으로 추정된다. 코로나19 백신 접종 후에 항체가 얼마나 생겼는지는 알 수 없다. 국내에서 사용하는 코로나19 항체검사 시약은 N 단백에 대한 항체만 검출하는데 백신 접종으로 만들어진 항체는 S 단백에 대한 항체이기 때문이다. 백신 접종 후에 항체가 생겼는지 확인할 수 있도록 S 단백에 대한 항체검사도 만들면 좋을텐데….

〈코로나19 항체검사 Q&A 중 일부(출처: 대한민국 정책브리핑)〉

Q1. 코로나19 항체검사가 무엇인가요?

A. 면역반응을 통해서 생긴 항체가 혈액 내에 존재하는지 확인하는 검사입니다. 이 검사로는 과거 코로나19에 감염됐었는지 확인할 수 있습니다.

해설) 코로나19에 감염되면 N 단백에 대한 항체, S 단백에 대한 항체 등 아주 다양한 종류의 항체가 만들어진다. 코로나19 항체검사는 이중 N 단백에 대한 항체만 검출할 수 있다.

Q4. 백신 접종을 완료했습니다. 항체검사를 받아야 할까요?

A. X 아닙니다. 항체검사로 백신 접종 효과를 판단하기 어려우므로 굳이 항체검사를 받으실 필요는 없습니다. 현재까지 허가된 항체검사 제품은 백신 접종 효과를 판단하는 성능이 인정되지 않았습니다.

해설) 백신 접종으로 만들어지는 항체는 S 단백에 대한 항체인데 코로나19 항체검사는 이것을 검출하지 못한다. 그러므로 백신 접종 후 S 단백에 대한 항체가 정상적으로 형성되었더라도 항체검사에서 음성으로 나올 수 있다.

Q5. 항체검사 양성으로 확인되었습니다. 예방접종 완료자에 대한 혜택(거리두기 인원산정 제외 등)을 동일하게 받을 수 있나요?

A. X 아닙니다. 항체검사 양성자에 대해 백신 접종 완료자 혜택을 제공할 수 없으며, 항체검사 결과서는 예방접종증명서를 대체할 수 없습니다. 항체검사 양성인 사람이 코로나19에 감염되었던 사람인지 백신 접종을 완료한 사람인지 구분할 수 없기 때문입니다.

해설) 이건 질병청의 Answer가 좀 이상한 것 같다. 코로나19 항체검사는 N 단백에 대한 항체를 검출하는데 이 항체는 코로나19에 감염되었던 사람한테만 있는 것이 아니라(true positive), 기존의 감기 코로나 바이러스에 감염되었던 사람한테도 있을 수 있다(false positive). 이것을 교차반응이라고 한다. 그러므로 항체검사 양성이 모두 코로나19 감염자는 아니다.

다만, 기존의 코로나19 확진자가 항체검사에서 양성으로 나왔다면 면역을 확득했다는 뜻이므로 이런 사람들은 예방접종이 필요하지 않다.

Q6. 백신 접종을 완료했는데 항체검사 결과가 음성입니다. 백신 접종에 문제가 있는 건가요? 재접종을 해야 할까요?

A. X 아닙니다. 항체 검출 여부와 상관없이, 백신 접종 효과는 유효합니다. 현재 허가된 항체검사 제품별 특성에 따라, 백신 접종 후 실제 항체가 생겼더라도 검출을 못 할 수 있습니다. 또한, 백신의 감염 예방 효과는 항체 외에도 다양한 종류의 면역반응이 동시에 작용하여 나타납니다. 따라서, 항체검사 결과가 음성이라도 백신 효과에 대해 걱정하거나, 재접종을 고민하지 않으셔도 됩니다.

해설) 백신 접종으로 만들어지는 항체는 S 단백에 대한 항체인데 코로나19 항체검사는 이것을 검출하지 못한다. 그러므로 백신 접종 후에 S 단백에 대한 항체가 정상적으로 형성되었더라도 항체 검사에서 음성으로 나올 수 있다.

Q7. 백신을 맞은 적이 없는데 항체검사 결과가 양성입니다. 백신을 안 맞아도 되나요?

A. X 아닙니다. 항체검사 결과와 무관하게 백신 접종을 받으시길 권고드립니다. 귀하의 항체검사 결과는 과거에 코로나19에 감염된 적이 있음을 의미하거나, 유사 바이러스 감염에 의한 가짜양

성 결과일 수도 있습니다. 또한, 생성된 항체가 어느 정도 지속되는지, 면역력이 충분한지 판단할 수 없으므로, 백신 접종을 받으시길 권고드립니다.

해설) 항체검사 양성은 코로나19 바이러스 감염뿐만 아니라 기존의 감기 코로나 바이러스 감염에서도 나타날 수 있다. 이것을 교차반응이라고 한다.

그런데 교차반응이 있다는 말은 교차면역이 있다는 말이고, 교차면역도 면역이다. 감기 코로나 바이러스에 대해서 면역을 형성한 사람은 사람은 비록 중화항체는 아니라도 코로나19 바이러스에 대해서도 면역을 형성할 수 있다. 그러므로 고령자나 기저질환자가 아니라면 백신을 반드시 맞을 필요가 없다고 생각한다. 우리나라는 코로나19에 걸릴 가능성이 낮고, 걸려도 대부분 무증상이거나 경증인데 비해서, 코로나19 백신의 안정성은 아직 확보되지 않았기 때문이다.

6
우리나라 코로나 백신 접종률은 전 세계 몇 위?

　2021년 11월 26일 현재 우리나라의 코로나19 백신 접종 완료율은 79.6퍼센트로 OECD 37개국 중 5위다[그림 10]. 18세 이상 접종 완료율은 무려 91.3퍼센트다.

　우리보다 접종률이 높은 나라는 포르투갈 87.8퍼센트(주로 화이자-67퍼센트), 칠레 83.4퍼센트(주로 시노백-72페선트), 아이슬란드 81.8퍼센트(주로 화이자-62퍼센트), 스페인 80.4퍼센트(주로 화이자-71퍼센트)다. OECD 국가는 아니지만 전 세계에서 접종 완료율이 가장 높은 국가는 싱가포르(91.9퍼센트)와 아랍에미레이트연방(88.4퍼센트)이다.

우리나라에서 사용한 코로나19 백신은 접종횟수 기준으로 화이자 56퍼센트, 아스트라제네카 26퍼센트, 모더나 16퍼센트, 얀센 2퍼센트다. 접종 완료율 상위 10개국 중 칠레 다음으로 화이자 비율이 가장 낮고, 아스트라제네카 비중은 가장 높다.

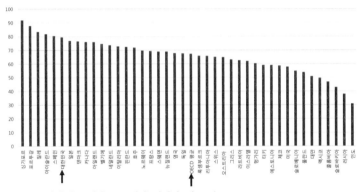

OECD 비회원국: 싱가포르, 대만, 러시아, 인도

[그림 10] OECD+주요국의 코로나19 백신 접종 완료률(Our world in data 2021. 11. 27)

우리는 다른 나라에 비해서 늦게 2월 26일부터 접종을 시작했고, 75퍼센트가 접종을 완료한 시점이 10월 말이어서 접종 기간이 길었다. 그래서 누구는 맞은 지 한 달밖에 안 됐는데 누구는 이미 여섯 달이 지나서 추가접종 대상이다.

한국은 일본과 함께 코로나19 백신 접종 거부율이 전 세계에서 가장 낮다[그림 11]. 2021년 9월 15일 기준으로 유럽 국가들은 접종 거부율이 20퍼센트 안팎인데, 스페인이 13~14퍼센트로 가장 낮고 독일이 약 24퍼센트로 가장 높다. 미국은 25~26퍼센트로 OECD국가 중에서 백신 접종 거부율이 가장 높다.

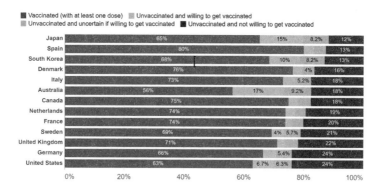

[그림11] 코로나19 백신 접종자 vs. 거부자 비율(Our world in data '21. 9. 15)

[그림 11]에서 우리나라는 1회 이상 접종자가 약 68퍼센트, 접

종을 원하는 미접종자가 약 10퍼센트, 미결정이 약 8퍼센트, 접종 거부자가 약 13퍼센트다. 접종 거부율을 감안할 때 접종 완료율의 최대치는 87퍼센트이지만 11월 말 현재 접종 완료율은 약 80퍼센트다. 접종은 늦게 시작했지만, 접종 완료율 70퍼센트를 달성하면 일상을 회복할 수 있다는 기대감과 '하면 된다'는 자신감으로 전 국민들이 협조하여 여기까지 왔다. 그러나 최대치와 현실 간에는 약 7퍼센트의 공백이 있다. 백신을 맞고자 하는 비율이 전 세계에서 가장 높은 나라에서 이 공백을 메꾸지 못하는 이유는 무엇일까?

질병청이 코로나19 백신 미접종 사유를 조사했는데 (중복 응답 가능) 첫 번째는 이상 반응에 대한 우려가 70퍼센트를 차지하여 가장 많았고, 두 번째는 백신 효과에 대한 불신이 58퍼센트, 세 번째는 기본 방역수칙을 통해서 감염 예방 가능이 40퍼센트였다. 조사 결과를 보면 모두 질병청이 자초한 것임을 알 수 있다.

질병청이 이상 반응 신고에 대한 대처를 제대로 하지 못했기 때문에 국민들이 백신의 안전성을 의심하게 되었다. 백신을 맞으면 코로나에 안 걸린다고 홍보를 했지만 돌파감염이 계속 증가하니 국민들이 백신 효과도 의심하게 되었다. 또한, 그동안 마스크 착용을 끊임없이 강조하며 마스크가 최고의 백신이라고 홍보를 해왔기 때문에 일부 국민들이 안전성과 효과가 불확실한 백신보다 마스크를 선택한 것이다. 그런데도 원인 제공자인 질병청과 문재인 정부는 뒤로 쏙 빠진 채, 국민들을 접종자와 비접종자로 편을 가르고 비접종자를 적폐로 취급하고 있다.

의학적 중재(intervention)의 가장 중요한 원칙은 덜 침습적(less invasive)인 것부터 적용하는 것이다. 덜 침습적인 것이 효과가 없을 때 좀 더 침습적인 것으로 단계를 높여가는 것이 원칙이다. 그러므로 침습적인 백신 접종 대신에 전혀 침습적이지 않은 마스크 착용과 손위생에 집중하겠다는 사람들을 공격하거나 비난해서는 안 된다. 또한, 백신 접종을 거부하는 13퍼센트에게 강제로 백신 접종을 시도해서도 안 된다. 신체의 자유는 우리나라 헌법에 명시되어있는 국민의 기본권이며, 기본권을 제한해야 할 정도로 코로나19가 위중한 질병이 아니기 때문이다.

암환자를 예로 들어 보자. 흔하지는 않지만 암환자들 중에 간혹 수술이나 항암치료 등을 거부하고 기도원에 들어가거나, 한방이나 대체요법에 매달리는 사람들이 있다. 의사 입장에서는 매우 안타깝지만 그들의 의사를 존중해야 한다. 그들에게는 신체의 자유가 있고, 의식이 명료한 상태에서 스스로 결정한 것이기 때문이다. 그들을 비난하거나, 강제로 수술대에 눕혀서는 안된다. 그런데, 암 환자의 비이성적인 판단도 존중해주는 마당에 건강한 사람의 합리적인 판단-백신 접종 거부-을 공격하거나 비난할 필요가 있을까?

앞에서 미진단 감염자를 고려하면 전 국민의 약 24퍼센트가 코로나19에 감염되었을 수 있다고 대략 추정했다. 게다가 우리나라는 유럽이나 미국에 비해서 인구 대비 확진자와 사망자가 적고, 같은 동아시아 국가인 일본보다도 적어서 유리한 상황이다[그림 12, 13]. 백신을 맞아서 그런 것이 아니라 백신 접종 전부터 원래 그랬다.

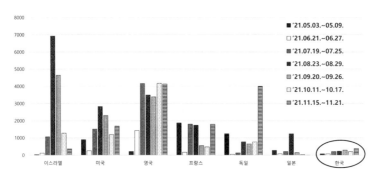

[그림 12] 인구 백만 명당 주간 확진자 비교('21. 5. 3 ~'21. 11. 21)

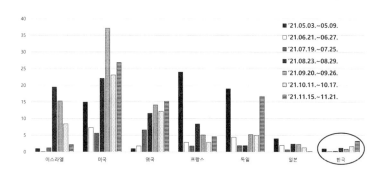

■ '21.05.03.~05.09.
□ '21.06.21.~06.27.
■ '21.07.19.~07.25.
■ '21.08.23.~08.29.
▨ '21.09.20.~09.26.
▨ '21.10.11.~10.17.
▤ '21.11.15.~11.21.

[그림 13] 인구 백만 명당 주간 사망자 비교('21. 5. 3 ~'21. 11. 21)

2021년 5월에서 11월 사이에 코로나19 백신 접종 완료율은 이스라엘이 58.6퍼센트에서 62.1퍼센트로, 미국은 33.2퍼센트에서 58.0퍼센트로, 영국, 프랑스, 독일은 9.0~11.0퍼센트에서 67.4~67.7퍼센트로 증가했으며, 일본과 한국은 0.9퍼센트에서 각각 76.5퍼센트와 78.9퍼센트로 증가했다.

질병청과 언론은 확진자, 위중증 환자, 사망자가 계속 증가한다고 연일 떠들지만 다른 나라들과 비교하면 우리 상황이 그렇게 나쁜 것은 아니다. 우리나라는 다른 나라들보다 인구 대비 확진자, 위중증 환자, 사망자 숫자가 절대적으로 적은데다, OECD국가 중 병상 수가 두번째로 많은 나라다(1등은 일본). 즉, 환자 수가 문제인 것이 아니라, 병상 확보에 실패한 보건복지부의 무능함이 문제인 것이다. 이 문제는 뒤에서 다시 다루겠다.

결론적으로, 우리나라는 코로나19 백신 접종을 늦게 시작했지만 '한강의 기적'이 그랬듯이 접종 완료율 70퍼센트를 훌쩍 넘겼다. 87퍼센트가 될 수도 있었는데 80퍼센트에 그친 것은, 접종을 고민하는 사람들에게 질병청이 신뢰를 주지 못했기 때문이다.

7
백신 접종률 높은데 왜 확진자가 증가하지

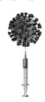

2021년 12월 1일 기준으로 전 국민 접종 완료율은 79.9퍼센트
다. 18세 이상 접종 완료율은 무려 91.5퍼센트다. 그러나 높은 접
종률에도 불구하고 확진자는 오히려 증가추세다[그림 14]. 왜 그
럴까?

첫째, 백신 접종은 코로나19 감염을 예방할 수 없기 때문이다.
질병청은 백신 접종으로 집단면역을 달성하면 코로나19에 걸리지
않는다고 주장하지만 '돌파감염'이라는 신조어에서 알 수 있듯이
백신 접종은 감염을 막지 못한다.

백신 접종으로 생기는 항체는 IgG(immunoglobulin G)다. 이것

은 혈액 내에만 존재한다. 반면에, 코로나19 바이러스가 비말을 통해서 상기도 점막에 달라붙었을 때(=감염) 이에 대항하는 항체는 IgA다. IgA는 백신 접종과 무관하다. 즉, 백신을 맞는다고 해서 IgA가 만들어지는 것은 아니다. 그러므로 백신을 맞고 항체가 생겼더라도 항체는 혈액 속에 있기 때문에 바이러스가 상기도 점막에 달라붙는 것(감염)을 막을 수 없다.

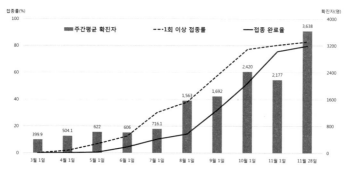

[그림 14] 백신 접종률과 주간 평균 신규 확진자 추이('21. 3. 1~'21. 11. 28)

둘째, 확진자 숫자는 검사 건수와 관련이 있는데 검사 건수가 계속 증가하기 때문이다. 코로나19는 무증상 감염자가 많기 때문에 검사를 많이 하면 할수록 확진자가 많이 나오게 되어 있다. [그림

15]는 2020년 1월 20일부터 2021년 11월 28일까지 신규 확진자 수와 신규 검사자 수(=검사 건수)를 정리한 것이다. 2차 유행부터 확진자 추이와 검사자 추이가 대체로 일치하는 점이 흥미롭다.

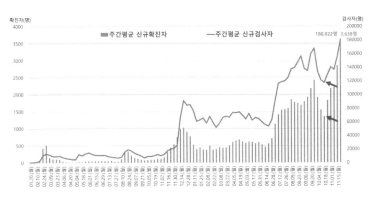

[그림 15] 코로나19 신규 확진자와 검사자 추이('20. 2. 10~'21. 11. 28 주간 평균)

1차 유행 때는 검사자 규모에 비해서 확진자가 많았다. 그 당시에는 3밀(밀폐, 밀집, 밀접)이라는 개념을 몰랐고, 따라서 마스크 미착용과 신천지의 독특한 집회방식이 협력하여 작용했으며, 신천지 교인들을 전수검사했기 때문이다.

2차 유행 때는 검사 규모에 비례해서 확진자가 증가했다. 이때는 광화문 일대에 30분 이상 체류한 사람들을 대상으로 구상권 청구니 행정명령이니 협박하면서 코로나19의 최대 점복기인 2주의 세 배가 넘는 기간 동안 반복해서 문자를 보내는 방식으로 사실상 전수검사를 시도했기 때문이다.

3차와 4차 유행 때는 확진자와 검사자 규모가 급격하게 증가했는데 이는 임시선별검사소 운영과 관련이 있다. 질병청은 2020년 12월 16일부터 수도권에 임시선별검사소를 운영했으며, 2021년 4월 16일부터는 비수도권으로 확대했다.

2020년 12월 16일 이전에는 코로나 의심증상이 있거나, 역학적 연관성이 있는 경우(기존 확진자의 접촉자)만 검사대상이었다. 이를 '의심검사'라고 하며 의료기관이나 보건소에서 시행한다. 의심검사는 건강보험 적용을 받으므로 검사비는 무료이고 진찰비 중 본인부담금만 내면 된다. 그러던 것이 증상 유무나 역학적 연관성 여부에 상관없이 원하면 사람은 누구나, 무료로 검사를 받을 수 있게 되었다. 이것을 선별검사라고 하며 지하철역이나 광장에 천막을 쳐서 만든 임시선별검사소에서 시행한다(open public test). 에이즈검사처럼 익명성을 보장한 것이 특징이다.

이런 식으로 검사의 접근성이 증가함에 따라 검사 건수가 급격하게 증가했다. [그림 16]에서 임시선별검사소의 운영으로 검사 건수가 급증한 것을 볼 수 있으며, 특히 4차 유행에서 임시선별 검사 건수가 폭증한 것을 볼 수 있다. 화살표는 수도권과 비수도권에서 각각 임시선별검사소를 운영하기 시작한 시점을 표시한 것이다.

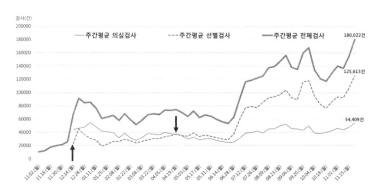

[그림 16] 3차 유행 이후 검사 건수 추이: 의심, 선별, 전체('20. 1. 20~'21.11. 7 주간 평균)

그러나 선별검사는 의심검사보다 건수는 많지만 양성률이 낮다 [그림 17]. 3차 유행 시작 이후 2021년 11월 말까지 전체 검사의 양성률은 평균 1.17퍼센트, 의심검사의 양성률은 평균 2.18퍼센트였지만 선별검사의 양성률은 평균 0.39퍼센트에 불과했다. 4차 유행부터 델타 변이 검출율이 거의 100퍼센트이므로 델타 변이의 영향으로 인해 양성률이 증가했다. 가장 최근인 11월 말의 주간 양성률은 전체 검사 2.02퍼센트, 의심검사 4.45퍼센트, 선별검사 0.97퍼센트였다.

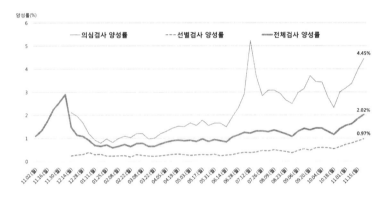

[그림 17] 3차 유행 이후 검사 양성률 추이('20. 11. 2~'21. 11. 28 주간 평균)

코로나19의 특징이 무증상 감염이므로 검사에 대한 접근성을 높이고 검사를 많이 하면 당연히 확진자가 증가한다. 게다가 확진자가 한 명 나오면 가족, 직장동료, 지인 등이 모두 검사대상이 되는데 여기에서 무증상 확진자가 추가로 발견된다. 델타 변이로 인해 감염력이 높아졌기 때문이다. 즉, 우리처럼 open public test를 '적극적으로' 시행하면 검사 건수와 확진자 숫자는 저절로 자가발전(自家發電)하게 되어있다.

우리 국민들은 마스크도 열심히 쓰고, 백신 접종에 대한 열의도 높고, 증상이 없는 사람도 적극적으로 선별검사에 참여한다. 지난 여름 임시선별검사소는 밤 9시까지 문전성시를 이루는 곳이 많았다. 심지어 추석 연휴기간에는 고속도로 휴게소와 기차역에서도 자발적으로 검사를 받았다.

[그림 15]에서 신규 확진자가 엄청나게 증가하는 것처럼 보이지만 신규 검사자와 나란히 놓고 보면 의외로 많지 않다. 검사 양성률이 그렇게 높지 않기 때문이다. [그림 18]은 2020년 1월 20일부터 2021년 11월 28일까지 코로나19 신규 확진자와 신규 검사자, 그리고 PCR검사의 양성률을 나타낸 것이다. 확진자를 검사자와 같은 스케일로 나란히 놓고 보면 작년에는 표시도 나지 않다가 4차 유행이 되어서야 약간 보일 정도다

[그림 18]에서 PCR검사 양성률은 코로나 사태 전 기간 중 1차 유행 때가 4.03퍼센트로 가장 높았는데 이것은 3밀과 마스크 미착용의 효과였다. 1차 유행이 완전히 수습된 4월 말에는 양성률이 0.17퍼센트까지 떨어졌다가, 2차 유행 때는 GH 변이의 영향으로 1.9퍼센트로 다시 증가했다. 집단감염이 만연했던 3차 유행 때는

양성률이 2.9퍼센트까지 증가했으나 2월 초에는 0.59퍼센트로 현저하게 떨어졌다.

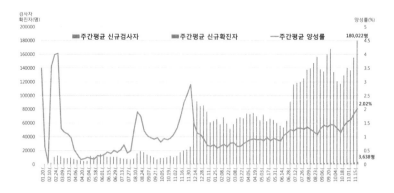

[그림 18] 신규 확진자, 검사자, 검사양성률 추이('20. 1. 20~'21. 11. 28 주간 평균)

　그렇다면 2021년 여름을 뜨겁게 달구었던 델타 변이의 영향은 어느 정도일까? 4차 유행 전 PCR검사 양성률은 0.84~0.97퍼센트였고 4차 유행 기간에는 1.08~1.43퍼센트였다. 델타 변이는 감염력이 매우 높다고 알려져 있지만 의외로 2차나 3차 유행의 양성률에 비해서 4차 유행의 양성률은 그리 높지 않았다. 이것은 델타 변이의 감염력이 시시해서라기 보다는 검사 건수(분모)가 폭증함에 따라 그 영향이 희석된 것으로 생각한다. 따라서 4차 유행 당시 확진자의 폭증은 델타 변이의 영향보다는 검사 건수의 증가에 의한 영향이 더 크다고 볼 수 있다.

결론적으로, 백신 접종률이 증가하고 있음에도 불구하고 확진자가 따라서 증가하는 이유는 기본적으로 백신 접종이 코로나19 감염을 예방하지 못하는 데다, 검사 건수가 크게 증가했기 때문이다. 또한, 접종률은 높지만 내용상의 하자가 많기 때문이다. 이것은 한일 비교에서 자세하게 설명하겠다.

8
코로나 백신의 감염예방효과는

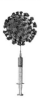

　백신의 이상적인 효과는 감염을 예방하고 전파를 방지하며, 중증과 사망을 감소시키는 것이다. 그러면서 동시에 안전해야 한다. 필자는 그중 가장 중요한 것이 감염 예방 효과와 안전성이라고 생각한다.

　2021년 10월 28일 질병청은, 미접종군이 접종 완료군에 비해서 감염위험은 2.7배, 중증위험은 22배, 사망위험은 9.4배 높다고 발표했다[그림 19].

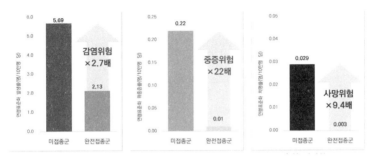

[그림 19] 예방접종력에 따른 연령표준화 발생률, 위중증률, 치명률(9월 5주 기준)
(질병청 2021. 10. 28)

먼저, 가장 중요한 감염 예방 효과부터 알아보자.

[표 7]에서 2021년 10월 중순에는 확진자의 37퍼센트가 미접종자였고, 나머지 63퍼센트는 1회 이상 백신 접종자였다. 미접종자와 접종 완료자의 비율이 약 37퍼센트로 동일하다. 또한, 젊은 연령층에서는 미접종자가 접종 완료자보다 많지만, 50대 이상에서는 연령이 증가할수록 백신 접종 완료자의 비율도 증가했다. 이 당시 50~70대의 접종 완료율은 무려 92~93퍼센트였고, 80세 이상은 약 82퍼센트였다. 즉, 백신을 맞았음에도 불구하고 코로나19에 계속 감염되고 있다.

[표 7] 만18세 이상 코로나19 확진자 연령대별 예방접종력('21. 10. 10~23)

연령대	전체(명, %)	미접종(명, %)	불완전접종(명, %)	완전접종(명, %)
계	16,373 (100)	6,109 (37.3)	4,169 (25.5)	6,095 (37.2)
18-29	3,458 (100)	1,846 (53.4)	1,166 (33.7)	446 (12.9)
30-39	3,468 (100)	1,655 (47.7)	1,034 (29.8)	779 (22.5)
40-49	3,048 (100)	1,098 (36.0)	1,263 (41.4)	687 (22.5)
50-59	2,216 (100)	780 (35.2)	443 (20.0)	993 (44.8)
60-69	2,390 (100)	415 (17.4)	173 (7.2)	1,802 (75.4)
70-79	1,074 (100)	164 (15.3)	42 (3.9)	868 (80.8)
80~	719 (100)	151 (21.0)	48 (6.7)	520 (72.3)

(출처: 질병청 2021. 11. 2)

[표 8] 백신 접종력에 따른 확진자 비율 변화

기간	접종 완료율	전체	미접종	불완전접종	완전접종
2110.10.-10.23.	69.4%	16,373 (100%)	6,109 (37.3%)	4,169 (25.5%)	6,095 (37.2%)
21.11.07-11.20.	78.8%	31,211 (100%)	8,972 (28.8%)	6,084 (7.88%)	20,811 (66.7%)

[표 8]은 10월 중순과 11월 중순의 확진자를 비교한 것이다. 한 달 사이에 접종 완료율이 약 10퍼센트 증가했지만 확진자가 감소하기는커녕 오히려 두 배 정도 증가했다. 또한, 미접종 확진자는 약 6천 명에서 약 9천 명으로 1.5배 정도 증가했는데 비해서 접종 완료 확진자는 약 6천 명에서 2만 명으로 3배 넘게 증가했다. 그래서 전체 확진자의 71.2퍼센트는 1회 이상 백신 접종자고, 66.7퍼센트는 접종 완료자다.

접종 완료율이 올라감에 따라 미접종자 숫자가 감소하므로 미접종 확진자의 비율이 37.3퍼센트에서 28.8퍼센트로 감소하는 것은 당연하다. 그런데 전체 확진자가 증가한 규모에 비해서 접종 완료 확진자가 훨씬 더 많이 증가한 것은 코로나19 백신이 감염 예방 효과가 있다는 질병청의 주장과 배치된다.

그런데 질병청은 이것을 다르게 해석한다. [표 7]에서 국민의 약 80퍼센트(약 4천만 명)가 접종자고 미접종자는 20퍼센트(약 천만 명)이므로 4천만 명 중에서 2만 명이 확진(0.05퍼센트)된 것보다 천만 명 중에서 9천 명이 확진(0.09퍼센트)된 것이 비율이 더 높다는 것이다. 그러나 질병청의 이런 주장은 코로나19의 가장 큰 특징인 무증상 감염자의 존재를 무시한 것이고, 접종자가 마스크를 착용했다는 바이어스(bias)를 고려하지 않은 것이다. 만약 미접종자는 마스크를 쓰고, 접종자는 마스크를 쓰지 않은 상태에서 각각 전수검사를 해서 확진자가 저 수치대로 나왔다면 질병청의 주장이 타당하다. 그러나 현실은 접종 여부에 상관없이 모두 마스크를 착용했고 전수검사는커녕 샘플 검사도 하지 않았다. 따라서, 질병청의 주장은 궤변에 불과하다.

코로나19 백신을 접종했는데 코로나에 걸린 것을 '돌파감염 (breakthrough infection)'이라고 한다. 사실은, 백신을 접종해도 상 기도 점막에는 돌파할 아무 것도 생기지 않기 때문에 '돌파감염'이 라는 용어는 완전히 허구다. 게다가 이 용어는 마치 백신이 뭔가 감염 예방 효과가 있는 듯한 뉘앙스를 풍긴다는 점에서 사악한 용 어다.

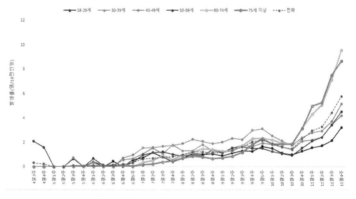

[그림 20] 연령대별 주차별 돌파감염률(질병청 '21. 12. 6)

2021년 11월 28일 기준으로 기본접종을 완료하고 2주 후에 발 생한 코로나19 확진자는 접종 완료자 4,000만 5,274명 중 0.18퍼 센트인 72,105명이다. 이것은 접종자 10만 명당 180명에 해당한다. 질병청은 돌파감염자가 많지 않다며 대수롭지 않게 말하는데 문제는 돌파감염률이 계속 증가한다는 것이다. [그림 20]에서 모든 연령대에서 돌파감염이 증가 추세이며 최근 들어 급격하게 증가하는 것을 볼 수 있다. 특히 60세 이상에서 현저하다.

　질병청은 돌파감염을 예방하기 위해서 추가접종이 필요하다고 주장하지만 추가접종을 받아도 코로나에 걸린다. 2021년 11월 28일 기준으로 추가접종 후 누적 돌파감염 추정사례는 추가접종 완료자 1,043,919명 중 172명(0.017퍼센트)이었다(질병청 '21. 12. 6).

　돌파감염은 백신 종류에 따라 다르게 나타난다. 질병청 자료에 의하면 누적 돌파감염 발생률은 얀센 0.49퍼센트(10만 접종자 당 489.4명), 아스트라제네카 0.34퍼센트(10만 접종자 당 341.6명), 아스트라제네카와 화이자 교차접종 0.22퍼센트(10만 접종자 당 219.3명), 화이자 0.13퍼센트(10만 접종자 당 132.2명), 모더나 0.02퍼센트(10만 접종자 당 21.1명)의 순이었다.

　[그림 21]에서 아스트라제네카 백신을 접종한 80세 이상에서 돌파감염이 압도적으로 많은 것을 알 수 있다. 그런데 이게 다가 아니다. 질병청은, 돌파감염 추정사례 발생률이 1,000명 이상인 얀센 80대 이상(1112.3명)과 교차접종 80대 이상(1377.4명)은 아예

그래프에서 누락시켰다고 스스로 고백했다(질병청 '21. 12. 6). 이게 말이 되는가? 정보를 취사선택해서 어떤 것은 보여주고 어떤 것은 누락시키는 자들에게 국민들이 월급 주고 연금 줄 필요가 있을까?

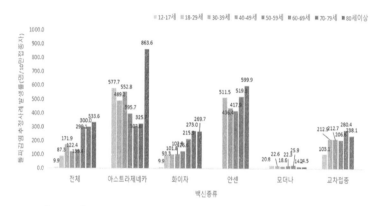

[그림 21] 백신 종류별 연령대별 주차별 돌파감염률(질병청 '21.12. 6)

이처럼 코로나19 백신의 감염 예방 효과는 제한적이다(사실, 거의 없다. 무증상 감염이 코로나19의 특징인데 질병청이 발표한 수치는 전수조사 결과가 아니라는 것을 잊지 말자). 앞에서 설명했듯이 항체는 혈액 내에 있으므로 코로나19 '감염'이 일어나는 상기도 점막의 1차 방어에 도움을 줄 수 없기 때문이다. 또한, 백신 접종으로 인해 사람들의 행동이 변하는 것도 고려해야 한다. 즉, 질병청이 그동안 계속 '백신 접종=감염 예방'이라고 홍보했기 때문에 정확한 사실을 모르는 사람들은 개인방역수칙에 소홀해져서 감염이 더 잘 될 수도 있다. 비접종자는 몸이 안 좋으면 바로 검사를 받고 격리가 되겠지만 접종자는 증상이 약하게 나타나므로 본인이 감염된 것을 모르는채로 돌아다니면서 다른 사람을 감염시킬 수 있다. 오히려 비접종자들보다 전파 가능성이 더 높은 셈이다. 그런 점에서 백신패스는 황당무계한 정책이다.

최근 들어 질병청은 오미크론 변이에 대한 면역력을 높여야 한다며 3차접종 기간을 3개월로 단축하고 신속한 접종을 독려하고 있다. 그러나 우리가 사용하는 백신은 오미크론 변이가 생기기 훨씬 전의 S형과 V형을 토대로 만든 것이다. 그리고 코로나19 백신이 긴급사용승인을 받았을 때는 2회 접종이 기준이었는데 같은 백신을 추가로 접종하거나 3개월마다 접종하는 것에 대해서는 임상시험 자료가 없다. 그런데도 국민들에게 묻지마 추가접종을 강요하고 있다. 국민이 마루타인가?

9

코로나 백신의 사망 감소 효과는

그렇다면 코로나 백신의 중증 및 사망 감소 효과는 어떨까?

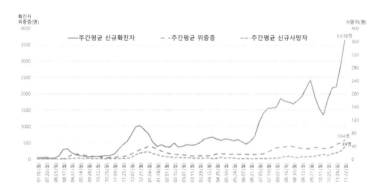

[그림 22] 신규 확진자, 위중증 환자, 사망자 추이('20. 7. 6~'21.11. 28 주간 평균)

백신이 없었던 2차와 3차 유행 때는 확진자가 증가하면 위중증 환자와 사망자가 따라서 증가했으나, 4차 유행 때는 확진자가 급격하게 증가했음에도 불구하고 위중증 환자와 사망자가 조금밖에 증가하지 않았다[그림 22]. 즉, 신규 확진자의 주간 평균 최대치가 3차 유행 때 약 천 명이던 것이 4차 유행 때 약 2,500명으로 2.5배 증가했지만 위중증 환자는 둘 다 400명 안팎이었고 사망자는 20명대에서 절반 이하로 오히려 감소했다. 이처럼 확진자 규모와 위중증 및 사망자 규모가 분리되는 디커플링(decoupling) 현상을 백신 접종의 효과라고 할 수 있다.

이 글을 쓰고 있는 12월 초 현재 우리나라는 위중증 환자와 사망자가 급증하고 있지만 확진자의 증가 수준에 비하면 상대적으로 낮은 수준이다. 이런 식으로 유행을 거듭할수록 확진자 규모와 위중증 및 사망자 규모 간의 분리 현상은 더 뚜렷해질 것이다. 이것이 바로 코로나19의 토착화다. 감기처럼 코로나19가 일상화되는 위드 코로나 시대가 임박한 것이다. 질병청이 오미크론을 붙잡고 제아무리 용을 써도 위드 코로나라는 자연의 섭리 앞에 결국은 무릎을 꿇게 될 것이다.

그런데 확진자와 사망자의 분리 현상은 변이의 자연스러운 결

과-감염력 증가 및 치명률 감소-일 수도 있다. 아마 디커플링 현상
은 백신 효과와 변이 효과의 합일텐데 각각의 비중이 얼마나 되는
지 파악하기가 쉽지 않다. 전 세계가 백신 접종 중이어서 대조군이
없기 때문이다. 그나마 대조군 비슷한 역할을 하는 나라가 남아프
리카공화국이다. 남아공은 2021년 12월 초까지도 코로나19 백신
접종 완료율이 25퍼센트 정도밖에 안된다. 게다가 델타 변이가 유
행하던 시기에는 접종 완료율이 10퍼센트도 안됐다. 그러므로 백
신 접종의 효과가 다른 나라에 비해서 적다.

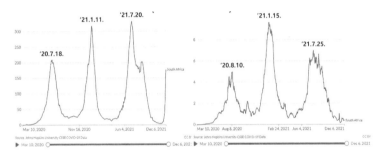

[그림 23] 인구백만 명당 코로나19
신규 확진자(왼쪽) vs. 사망자(오른쪽): 남아공('20. 3. 10~'21. 12. 6)
(Our world in data '21. 12. 6)

[그림 23]에서 남아공은 세 차례의 유행을 겪었으며 지금은 오
미크론 변이가 유행 중이다. 2020년 7~8월과 2021년 1월을 비교

하면 확진자가 증가하는 수준만큼 사망자가 증가했으나, 2021년 7월에는 2021년 1월만큼 확진자가 증가했음에도 불구하고 사망자는 2021년 1월의 2/3 수준이다. 이것이 델타 변이의 영향-감염력은 증가하고 치명률은 감소-이라고 생각한다. 즉, 백신이 없어도 변이에 의해서 자연적으로 치명률이 감소하고 있는 것이다. 오미크론이 휩쓸고 있는 12월 초에도 확진자는 급증했지만 사망자는 증가하지 않았다. 이것이 오미크론 변이의 영향이다.

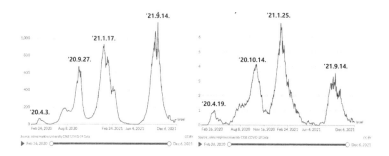

[그림 24] 인구백만명당 코로나19
신규 확진자(왼쪽) vs. 사망자(오른쪽): 이스라엘('20. 2. 26~'21. 12. 6)
(Our world in data '21. 12. 6)

이스라엘과 비교해보면 변이의 영향과 백신의 영향을 동시에 볼 수 있다. 이스라엘은 4번의 유행을 겪었고 2020년 12월부터 백신 접종을 시작했고 오미크론의 영향은 아직 미약하다. [그림 24]에서 2020년 4월, 2020년 9~10월, 2021년 1월을 비교하면 확진자가 증가하는 수준만큼 사망자가 증가했으나, 2021년 9월에는 2021년 1월보다 확진자가 더 많이 증가했음에도 불구하고 사망자는 1월의 절반도 안된다. 즉, 백신 접종 효과가 상대적으로 약하고 주로 변이의 영향만 있는 남아공에 비해서 사망자 감소 폭이 더 크다. 그 차이가 아마 백신의 효과일 것이다.

그런데 우리나라는 2021년 10월부터 사망자가 급증하고 있다 [그림 25]. 2020년 3월, 2020년 8~9월, 2020년 12월~2021년 1월을 비교하면 확진자가 증가하는 수준만큼 사망자가 증가했으나, 4차 유행시기에는 확진자가 3차 유행보다 2.5배 정도 증가했음에도 불구하고 사망자가 그렇게 많이 증가하지는 않았다. 이것이 변이와 백신의 효과라고 생각된다. 그런데 10월부터는 사망자가 현저히 증가하고 있으며 앞의 이스라엘과는 너무나 다른 양상이다. 이로 인해 치명률도 증가하고 있다[그림 26]. 7월까지는 접종률이 올라가면서 치명률이 감소했으나 8월부터 치명률이 서서히 올라가기 시작해서 11월 말에는 백신 접종 전 수준까지 올라갔

다. 왜 이런 일이 생겼을까?

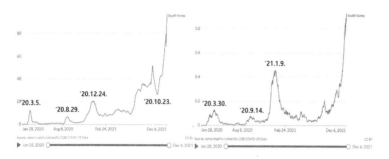

[그림 25] 인구백만 명당 코로나19
신규 확진자(왼쪽) vs. 사망자(오른쪽): 한국('20. 1. 28~'21. 12. 6)

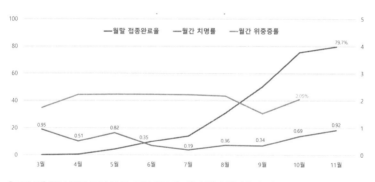

[그림 26] 백신 접종 효과 추이: 접종 완료율 대비 월간 치명률과 위중증률('21. 3. 1.~11. 28)

최근의 치명률 증가 현상이 만약 백신의 문제라면 다른 나라들
도 우리와 비슷한 정도로 치명률이 증가해야 하는데 다른 나라들

은 위드 코로나 여부에 상관없이 치명률이 우리처럼 급격하게 증가하지 않는다. 게다가 우리는 다른 나라보다 백신 접종을 늦게 시작했고, 우리와 비슷한 시기에 백신을 맞은 일본도 다른 나라들처럼 치명률이 감소 추세다.

그러므로 다른 요인이 있을 것 같은데 필자는 백신 종류 때문이 아닐까 생각한다. 앞에서 말했듯이 우리나라는 OECD국가 중에서 아스트라제네카 백신을 가장 많이 접종했고, 주로 초기에 고령자에게 접종했다. 아스트라제네카 백신은 얀센 백신과 함께 돌파감염률이 가장 높으므로 중증 및 사망 감소 효과도 다른 백신보다 열등할 가능성이 높다. 그래서 유럽은 이미 접종을 중단했고 우리도 12월부터는 아스트라제네카 백신을 접종하지 않는다. 얀센 백신은 무조건 추가접종 대상이다. 상황이 이런데 방역방국은 다른 나라보다 후진 백신을 구해왔으면서 국민들에게 사과 한 마디 안 했다.

게다가, 정해진 접종 간격도 무시했고 교차접종을 대규모로 시행했다. 미국 FDA는 화아자와 모더나의 접종 간격을 3주로 정했고, 영국과 유럽연합은 아스트라제네카의 접종 간격을 4주로 정했다. 그러나 우리나라는 백신 수급이 원활하지 않은 상황에서 접종률 올리는 데만 급급한 나머지 접종 간격을 6주, 8주로 고무줄처럼 늘렸다. 또한 FDA는 교차접종을 금지하고 있는데 우리만큼 교차접종을 많이 시행한 나라는 아마 없을 것이다. 상황이 이러니 백신 접종 효과가 제대로 나타나지 않을 가능성이 높다.

위드 코로나에 성공적으로 안착하기 위해서는 확실한 치명률 감소대책이 필요한데 방역당국이 내놓은 '단계적 일상회복' 정책에 치명률 감소방안은 거의 없다. 유일한 대책이 '평등한 추가접종'이다. 아스트라제네카나 얀센뿐만 아니라 화이자나 모더나를 맞은 사람도 다 같이 평등하게 추가접종을 받으라는 주문이다.

결론적으로, 코로나19 백신은 질병청의 선전과 달리 감염 예방 효과가 부실하다. 추가접종을 받아도 코로나에 걸린다. 그나마 중증 및 사망 감소 효과는 있지만 다른 나라와 달리 최근 들어 우리나라만 치명률이 증가하고 있다. 이것은 초반에 아스트라제네카밖에 구해오지 못한 방역당국의 무능함과, 정해진 프로토콜을 무시한 무모함 때문이라고 생각한다.

10
백신효과와 기회비용

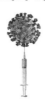

앞에서 말했듯이 코로나19 백신의 효과는 감염 예방이 아니라, 중증 및 사망 감소다. 그런데 이런 효과를 얻기 위해서 우리는 무엇을 잃었을까?

[표 9]에서 2021년 9월 다섯째 주부터 11월 셋째 주까지 위중증 환자 1,835명 중 미접종군은 1,013명인데 불완전접종군은 100명, 완전접종군은 722명이었다. 사망자 651명 중 미접종군은 367명인데 불완전접종군은 37명, 완전접종군은 247명이었다. 미접종군이 완전접종군보다 위중중환자와 사망자가 더 많았고, 중증화율

(2.56퍼센트 vs. 1.57퍼센트)과 치명률(0.93퍼센트 vs. 0.54퍼센트)도 더 높다고 발표했다.

[표 9] 만 12세 이상 코로나19 확진자 주차별 예방접종력 분포(9월 5주~11월 3주)

확진				위중증				사망			
전체	미접종	불완전접종	완전접종	전체	미접종	불완전접종	완전접종	전체	미접종	불완전접종	완전접종
99,830	39,083	14,840	45,907	1,835	1,013	100	722	651	367	37	247
(100%)	(39.2%)	(14.9%)	(46.0%)	(100%)	(55.2%)	(5.5%)	(39.4%)	(100%)	(56.4%)	(5.7%)	(37.9%)

(질병청 '21.11.29.)

그래서 질병청은, 예방접종 유무에 따라 중증화율 및 치명률에 큰 차이가 있으니 미접종자는 백신을 맞고, 60대 이상은 추가 접종을 받으라고 주문한다. 그런데 질병청이 발표한 수치는 백신 접종의 긍정적인 효과만 본 것이다. 동전에 앞면과 뒷면이 있듯이 백신 접종에도 이익만 있는 것이 아니라 손실이 있다.

백신 접종 후 이상 반응 신고현황을 보면, 2021년 11월 29일 기준으로 신고 당시 사망자는 939명이다. 그런데 신고 당시는 사망이 아니었으나 추적 결과 환자 상태가 사망으로 변경된(입원치료 중에 사망한) 사례가 384명이다. 그러므로 백신 접종 관련 누적 사망자는 총 1,323명이다. 그런데도 질병청은 이런 사실을 국민들에게 제대로 알리지 않았다.

[그림 27]는 2021년 3월 1일부터 11월 말까지 코로나19 사망자와 백신 접종 관련 사망자의 누적 현황을 나타낸 것이다. 백신 접종 관련 사망자는 3월에서 5월까지 약 3배씩 증가했고, 그 이후는 매달 150~200명 수준으로 꾸준히 증가하고 있다. 놀라운 사실은, 6월부터 9월에는 코로나 사망자보다 백신 접종 관련 사망자가 더 많았다는 점이다. 그러니까 4차 유행의 거의 전 기간 동안 코로나 사망자보다 백신 접종 관련 사망자가 더 많았는데도 질병청은 이런 내용을 첨부파일(보도참고자료)로만 발표했다.

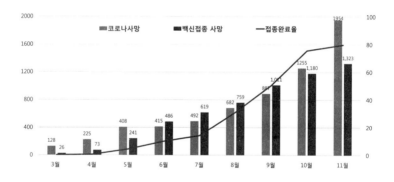

[그림 27] 접종 완료율 대비 코로나19 및 백신 접종 관련 누적 사망자('21. 3. 1~11. 28)

물론, 백신 접종 관련 사망자가 모두 백신 때문에 직접적으로 사망한 것은 아니다. 그중 일부는 그냥 돌연사인데 '우연히' 백신 접종력이 동반되었을 수 있다. 참고로, 통계청이 발표한 사망원인 통계 중 '달리 분류되지 않은 증상·징후'를 돌연사로 간주한다면 코로나19 백신이 없었던 2019년과 2020년에도 돌연사가 각각 9.5퍼센트, 10.4퍼센트있었다. 그러므로 백신 접종 후 사망자 중에도 10퍼센트 정도는 우연한 돌연사일 수 있다.

그런데 '우연한' 상황은 코로나 사망자 역시 마찬가지다. 기저질환으로 입원 중에 사망했는데 우연히 PCR검사에서 양성반응이 나온 사람들도 코로나 사망자로 집계된 것이 아닌가 하는 의심이 든다. 왜냐면 코로나19에 확진된 산모가 조기 분만하여 사산된 태아의 코를 찔러서 PCR 양성반응이 나왔다고 코로나 사망자로 집계를 하느니 마느니 해프닝이 있었고, 기저질환을 앓던 소아가 응급실에 내원해서 사망했는데 며칠 전부터 코로나 의심증상이 있었다면서 사망 후에 코를 찔러서 PCR 양성반응이 나왔다고 코로나 사망자로 집계한 사례가 있기 때문이다.

비슷한 맥락으로 교회에서 확진자가 한두 명 나오면 교인들을 거의 전수 검사한 후 교회 관련 집단감염으로 발표하지만 질병청과 방역당국은 하루에 수백만 명이 타고 다니는 콩나물 지하철에 대해서는 이제까지 전수검사는커녕 샘플검사도 하지 않았다. 질병청의 역학조사에 대한 문제는 '코로나는 살아있다' 책의 '질병청 공개정보는 정확 투명하고 일관성 있는가'에서 설명했다.

그러므로 백신 접종으로 인한 사망 감소 효과를 정확하게 평가하려면 백신 접종 관련 사망자를 반영해야 한다. 즉, 사망 감소 효과를 계산하는 바람직한 공식은 아래 두 가지다.

(접종 전 코로나 사망-접종 후 코로나 사망-백신 접종 관련 사망)/접종 전 코로나 사망

또는,

(미접종군 코로나 사망-접종군 코로나 사망-백신 접종 관련 사망)/미접종군 코로나 사망

반면에, 질병청이 사망 감소 효과를 계산하는 공식은 아래와 같다.

1-(접종군 사망률)/(미접종군 사망률)

또는

(미접종군 사망률 - 접종군 사망률)/미접종군 사망률

[그림 28]은 바람직한 공식 중 첫 번째 공식을 이용하여 2021

년 7월부터 9월까지 백신 접종 효과를 연령대별로 나타낸 것이다. 참고로, 7월 5일의 접종 완료율은 10.4퍼센트였고, 9월 13일에는 39.1퍼센트였다.

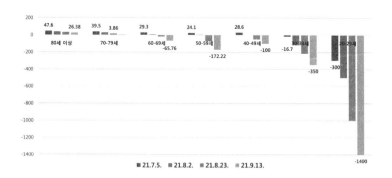

[그림 28] 백신 접종 후 연령대별 누적 사망 감소 효과 추이('21. 7. 5~9. 13)

80세 이상은 백신 접종 관련 사망자를 감안해도 7월에는 47.6 퍼센트의 사망 감소 효과가 있었다. 그러나 코로나 사망자보다 백신 접종 사망자가 더 많아지면서 9월에는 사망 감소 효과가 26.4 퍼센트로 감소했다. 70대도 7월에는 39.5퍼센트의 사망 감소 효과가 있었으나 9월에는 3.9퍼센트로 급감했다. 60대에서 40대는 7월에 30퍼센트 미만의 사망 감소 효과가 있었으나 9월에는 모두 마이너스가 되었고, 30대와 20대는 처음부터 사망 감소 효과가 전혀 없었다.

[표10] '21년 3월~9월 연령대별 사망자: 코로나19 vs. 백신 접종 관련('21. 9. 12 기준)

코로나19						코로나19 백신 접종			
연령대	인구*	확진자	인구 10만명당 확진자	사망자	인구 10만명당 사망자	연령대	1회이상 접종자	사망자	인구 10만명당 사망자
계	51,349,116	184,368	359	755	1.47	계	33,152,722	857	1.67
80~	1,953,582	2,662	136	298	15.25	80~	1,867,227	369	16.36
70–79	3,653,410	6,165	169	205	5.61	70–79	3,480,174	218	5.80
60–69	6,656,558	17,842	268	144	2.16	60–69	6,677,000	161	2.25
50–59	8,532,390	30,087	353	82	0.96	50–59	7,895,083	65	0.76
40–49	8,204,264	30,970	378	11	0.13	40–49	4,845,871	17	0.21
30–39	6,820,903	30,421	446	8	0.12	30–39	3,912,573	19	0.28
20–29	6,776,646	37,742	557	7	0.103	18–29	4,459,494	8	0.105
10–19	4,783,586	17,532	367	0	0	~17	15,300	0	0
0–9	3,967,777	10,965	276	0					

*질병청은 인구기준이 '20. 12. 행정안전부 주민등록인구현황(거주자)이라고 밝혔으나 실제로는 행안부 수치와 다름. 그런데 통계청 수치를 대입하면 차이가 더 많이 남. 그래서 행안부 주민등록인구를 기준으로 인구 10만 명 당 확진자를 다시 계산함. 따라서 표의 인구 10만 명 당 확진자 수치는 질병청이 발표한 수치와 다름.

[표 10]은 2021년 3월부터 9월까지 연령대별로 코로나19 사망자와 백신 접종 관련 사망자를 비교한 것이다. 백신 접종 관련 사망자는 신고 당시 사망자와, 신고 당시는 사망이 아니었으나 환자 상태가 사망으로 변경된 경우를 합친 숫자다. 2021년 9월 12일

기준으로 신고 당시 사망자는 597명이었고, 환자 상태가 사망으로 변경된 경우는 260명이었다(총 857명). 이 글을 쓰는 11월 29일 현재는 각각 939명과 384명으로 증가했다.

[표 10]에서 코로나 사망자는 755명인데 백신 접종 관련 사망자는 857명이다. 예를 들어, 80세 이상 인구가 약 200만 명인데 그중 약 2,700명이 코로나에 걸려서 300여 명이 사망했고, 백신 접종자는 약 180만 명 중 369명이 사망했다. 인구 10만 명 당 코로나19 사망자는 약 15명이었고, 인구 10만 명 당 사망자는 약 16명이었다. 이런 식으로 비교해보면 대부분의 연령대에서 코로나 사망자보다 백신 접종 관련 사망자가 더 많았다.

사실, 사망자를 좀 더 정확하게 비교하려면 연령대별 사망자 숫자 외에 기저질환 여부별 사망자 숫자가 필요하다. 그런데 코로나 사망자 중 기저질환자가 약 96퍼센트임에도 불구하고 이제까지 질병청은 기저질환 여부별 사망자 숫자를 한 번도 발표하지 않았다. 게다가 9월 20일 이후로는 사망자 숫자를 연령대별로 발표하지 않고 합계만 알려주기 때문에 [그림 28]과 [표 10]을 업데이트할 수 없다.

[그림 28]과 [표 10]에서 모든 연령이 이상이 '평등'하게 백신을 맞는 것은 명백하게 잘못된 것임을 알 수 있다. 연령별 치명률이 현저하게 다른데 이를 무시했기 때문이다. 나이가 젊거나 기저질환이 없는 사람은 코로나에 걸려도 사망할 위험이 극히 낮기 때문에 백신 접종으로 얻을 게 없다. 마치 '러시안 룰렛'처럼 불확실한 위험만 있을 뿐이다. 일개 의사도 아는 사실을 질병청과 소위 '전문가'들이 외면하고 있다.

왜 이런 일이 생겼을까?

앞에서 백신 접종으로 인한 디커플링(확진자가 많이 증가해도 위중증 및 사망자는 많이 증가하지 않는) 현상을 확인했고, 다른 나라도 비슷한 경향인데 우리나라는 백신 접종 후 사망 감소 효과가 왜 이 모양일까? 근본적인 이유는 우리가 코로나19 사망자가 많지 않기 때문이다[그림 29].

[그림 29]는 2021년 4월 1일 기준으로 OECD 국가의 인구 10만 명 당 폐렴 사망자와 코로나19 사망자를 비교한 것이다. 저 시기는 이스라엘과 미국을 제외하면 접종 완료율이 10퍼센트도 안되었을 때이므로 백신 접종으로 인한 사망 감소 효과는 아직 본격

적으로 나타나지 않은 시점이다.

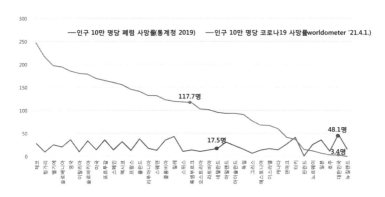

[그림 29] OECD 국가의 폐렴 사망률 vs. 코로나19 사망률

OECD 국가들의 코로나 사망자는 인구 10만 명 당 평균 117.7
명인데 우리는 3.4명으로 37개국 중 36위다. 일본, 호주, 한국, 뉴
질랜드 등 아시아-오세아니아 국가들이 인구 대비 코로나 사망자
가 적다. OECD 국가가 아니어서 그래프에는 없지만 대만, 싱가
포르, 홍콩은 우리보다도 사망자가 더 적다. 반면에 폐렴 사망자는
OECD 평균이 인구 10만 명 당 17.5명인데 우리는 48.1명으로 1
등을 차지했다.

우리나라는 2021년 11월 29일까지 1회 이상 백신 접종자가

42,511,121명이고, 백신 접종 관련 사망자가 1,323명이므로 인구 10만 명 당 2.6명이 사망했다. 참고로, 같은 기간 동안 코로나 사망자(1,975명)는 인구 10만 명 당 3.8명이다.

[그림 29]에서 2021년 3월 말까지 코로나 사망자가 OECD 평균 인구 10만 명당 117.7명이므로 백신 접종으로 2.6명이 사망하더라도 이익이 더 크다. 반면에 우리나라는 코로나 사망자가 3.4명에 불과하므로 백신 접종으로 2.6명이 사망하면 이익이 있기는 하지만 미약하다. 게다가 유럽이나 미국은 평소에 노인들이 폐렴으로 사망하던 것보다 코로나 사망자가 훨씬 더 많았기 때문에 백신이 효과가 있다면 안전성이 다소 미흡하더라도 긴급사용승인이 정당화될 수 있지만(이것을 '예방접종의 편익이 더 크다'고 표현한다) 우리는 코로나 사망자가 폐렴 사망자의 1/16에 불과할 정도로 많지 않았기 때문에 좀 더 안전한 백신이 나올 때까지 기다려볼 수도 있었다. 따라서 청와대 방역기획관 기 모 씨의 주장-우리는 코로나 백신이 급하지 않다-이 완전히 틀린 말은 아니다. 그러나, 우리나라는 확진자 및 사망자 수준에 비해서 거리두기 단계가 높아서 '코로나 때문에 죽는 게 아니라 굶어서 죽겠다'는 하소연이 나올 정도로 자영업자들이 힘들었다는 점을 고려하면 방역기획관의 말이

완전히 맞는 것도 아니다. 절반의 진실과 절반의 거짓말은 결국 거짓말이니까.

게다가, 코로나 사망자는 주로 60대 이상인데 연령별 치명률이 다른 것을 전혀 고려하지 않고 20대까지 모두 '평등'하게 백신을 접종하고 있으므로 그나마 있는 효과도 상쇄되고 있다. 따라서 백신 접종으로 인한 사망 감소 효과를 극대화하려면 고위험군을 집중적으로 접종하고 그 외 연령은 기저질환자를 중심으로 선택적으로 접종해야 한다. 물론, 고령이라도 인구 10만 명 당 발생률이 700~800명 수준에 불과하기 때문에 (코로나에 걸릴 확률보다 걸리지 않을 확률이 135배나 높음) 개인의 선택을 절대적으로 존중해야 한다.

결론적으로, 코로나19 백신 접종으로 중증 및 사망 감소 효과를 기대할 수 있지만 우리나라는 코로나19 사망자가 적은 데다, 연령별 치명률의 차이를 전혀 고려하지 않고 '평등'하게 백신을 접종했기 때문에 사망 감소 효과가 크지 않았다. 11월 말 기준으로 1,323명이 백신 접종 후에 사망했는데 이들은 다른 사람들을 위해서 기회비용으로 희생된 셈이다. 또한, 질병청의 엉터리 방역정책의 희생자이기도 하다. 그런데도 질병청과 정부당국은 이들과 유가족들에게 매우 냉담하다. 살아남은 국민들도 무관심하기는 별반 다름없다.

돌아가신 분들에게 애도를 표한다.

11
코로나19 백신은 안전한가

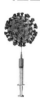

코로나19 백신은 안전성이 충분하게 검증되지 않았다. 안전한지, 안전하지 않은지 아직 확실하지 않다. 그러나, 현재로서는 안전하다고 말하기가 어렵다.

백신 접종 후 이상 반응 신고율은 2021년 11월 29일 기준으로 0.46퍼센트다[표 11]. 두 가지 이상의 증상이 나타나는 경우는 한 건으로 분류하므로 신고 건수와 사람 수는 동일하다.

[표 11] 코로나19 예방 접종 후 이상 반응 신고현황(질병청 '21. 11. 29)

계	일반 이상반응	중대한 이상반응				예방접종 실적	이상반응 신고율
		소계	사망	아나필락시스	주요이상반응		
385,909	372,002 (96.4%)	13,907 (3.6%)	939	1,525	11,443	84,760,570	0.46%

환자상태가 사망으로 변경된 384건을 포함한 전체 사망 누계는 1,323건

신고된 이상 반응의 대부분은 경미한 것으로 근육통, 두통, 발열, 오한, 메스꺼움 등이다. 중대한 이상 반응은 3.6퍼센트를 차지하는데 사망, 특별관심 이상 반응(심근염, 심낭염, 혈소판 감소성 혈전증, 길랑-바레 증후군 등), 중환자실 입원, 생명위중, 영구장애/후유증 등이다. 중대한 이상 반응 신고율이 전체 접종 건수의 0.016퍼센트이므로 수치만 보면 높지 않다고 착각하기 쉽다.

그러나, 백신은 치료제와 달리 건강한 사람들이 맞는 것이다. 건강하던 사람이 백신을 맞은 후에 죽거나, 거의 죽을 뻔하다가 살아나거나, 아직도 위중하거나, 영구장애가 생긴 경우가 천 명 당 16명 꼴로 발생한 것은 무시할 만한 수준이 절대로 아니다. 어쩌면 죽는 것보다 더 고통스러운 상태로 살아가야할 수도 있는데 이런 사람들이 신고된 것만 11,443명이나 된다. 이 정도면 벌써 퇴출되었어야 한다.

코로나사태 이전에는 주로 신생아와 소아들이 백신을 맞았고, 65세 이상이 늦가을마다 폐렴과 독감 백신을 맞았다. 백신 접종 후 이상 반응을 신고하는 제도는 예전부터 있었는데 최근 25년 동안 백신 부작용으로 사망한 사람은 135명(신고사례의 0.0017퍼센트)이었고, 그중 인과성이 확인되어 보상을 받은 것은 11명(사망자의 8.2퍼센트)이었다[그림 30]. 반면에 코로나19 백신은 9개월동안 사망사례가 1,323건(신고사례의 0.34퍼센트)이나 되는데, 인과성이 인정된 것은 2명(사망자의 0.16퍼센트)에 불과하다. 이런 백신은 설령 효과가 있더라도 퇴출되어야 정상인데 퇴출은커녕 접종 대상과 횟수가 계속 늘어나고 있다.

고혈압 치료제로 사용되는 원료의약품 중 하나인 중국산 '발사르탄(Valsartan)'에서 발암물질이 검출되어 국내외 시장에서 완전히 퇴출된 사건이 2018년 7월에 있었다. 그 당시 식약처는, 해당 제품의 위해성이 확인되지는 않았지만 소비자 보호를 위한 사전 예방 차원의 조치라고 밝혔다. 최근에는 '텔미사르탄' 성분의 고혈압약이 판매 중지되었는데 이유는 의약품 품목허가를 받을 때 제출했던 자료가 허위로 작성되었기 때문이다(데일리한국 2021. 10. 29). 2018년의 식약처는 위해성이 확인되기 전에 사전예방조치를 취했는데 2021년에는 왜 이 모양일까?

이상반응 신고 내역 정보공개 청구 회신

국내에서 접종한 백신에 대한 부작용 신고 중 사망으로 인한 신고(연도별)

연도	이상반응 신고			사망피해보상
	합계	질병	사망	
1994	11	6	5	-
1995	4	4	-	3
1996	2	2	-	1
1997	0	-	-	-
1998	12	8	4	1
1999	6	4	2	1
2000	29	16	13	-
2001	141	136	5	-
2002	22	17	5	-
2003	25	24	1	-
2004	45	33	12	1
2005	364	355	9	1
2006	635	634	1	-
2007	515	509	6	-
2008	407	397	10	1
2009	2,380	2,365	15	-
2010	741	732	9	1
2011	238	236	2	1
2012	209	203	6	-
2013	345	339	6	-
2014	289	280	9	-
2015	271	265	6	-
2016	318	316	2	-
2017	439	437	2	-
2018	588	583	5	-
2019	806	803	3	-
합계	8,036	7,901	135	11

※ 예방접종 후 이상반응 신고는 예방접종 후에 발생하는 증상 및 질환을 신고하는 것으로, 신고된 이상반응과 백신간의
　관련성이 인정된 것은 아님
※ 이상반응 신고일 기준, 피해보상 신청일 기준으로 작성

(자료제공: 탐조해설가 집참새 김동현 greenbirder 질병관리청 정보공개청구 회신결과)
[그림 30] 국내 백신 접종 부작용 중 사망으로 인한 신고

2021년에도 어떤 약은 허위 자료라며 퇴출시켰는데 어떤 약은 그럴 가능성이 있음에도 불구하고 왜 묵인할까?

2021년 7월부터 수능시험을 앞둔 고3 등 수험생들이 코로나19 백신을 맞았다. 9월 30일 질병청이 발표한 자료에 의하면 중대한 이상 반응이 2.4퍼센트 발생했는데 아나필락시스를 제외하고 무려 77명이 중환자실에 입원했거나, 생명이 위독한 상황을 겪었거나, 영구장애가 남았다[표 12]. 질병청이 발표할 당시는 사망자가 없었지만 10월 말에 두 명이 사망했다. 우리나라에서 0~19세의 코로나 사망자는 한 명도 없는데 코로나19에 걸릴까봐 고3들이 백신을 맞고 두 명이나 사망한 것이다. 그런데도 접종 대상 연령은 거침없이 계속 내려가고 있다.

10월 27일에 고3 학생이 최초로 사망했는데 사망신고가 10월 27일에 들어왔지만 질병청이 발표하고 언론에 보도된 것은 10월 30일이었다. 10월 30일에도 한 명이 사망했다. 멀쩡하게 등교한 아이가 갑자기 쓰러져 응급실에 갔는데 혈소판 감소 및 다발성 뇌출혈로 사망했고, 전날까지 잘 지내던 아이가 아침에 일어나지 못하고 돌연사했다. 그런데도 언론은 물론이고, 전국의 맘카페와 전 국민들이 쥐 죽은 듯 조용하다. 이게 더 이상하다.

[표 12] 고3 코로나19 예방접종 후 이상 반응 발생 현황

구분		예방접종 건수	이상반응 신고	이상반응 신고율	일반 이상반응	중대한 이상반응			
						소계	사망	아나필락시스	주요 이상반응
전체		886,338	3,981	0.45%	3,887	94	0	17	77
성별	남	460,630	1,831	0.40%	1,787	44	0	5	39
	여	425,708	2,150	0.51%	2,100	50	0	12	38
연령별	16세	454	5	1.10%	5	0	0	0	0
	17세	25,110	108	0.43%	106	2	0	1	1
	18세	843,958	3,777	0.45%	3,689	88	0	15	73
	19세	16,816	91	0.54%	87	4	0	1	3
접종 차수	1차	444,313	1,287	0.29%	1,250	37	0	10	27
	2차	442,025	2,694	0.61%	2,637	57	0	7	50

(출처: 주간 건강과 질병 제14권 제40호 2021. 9. 30)

2002년 효선·미순 사건과 너무나도 대조적이다. 여중생의 사망은 슬프지만, 남고생의 사망은 슬프지 않다는 것인가? 미군 장갑차 교통사고로 사망한 것은 슬프지만, 미제 백신 맞고 사망한 것은 슬프지 않다는 말인가? 그때 그 사건은 너무나 억을해서 아직까지도 슬프지만, 이번 사건은 억울하지도 슬프지도 않다고?

소비자보호단체 등 시민단체들의 처신도 이상하다. 2010년 삼성전자 반도체공장의 근로자 백혈병 사망사건이나 2016년 옥시의 가습기 살균제 사건과 비교할 때 코로나19 백신 부작용을 대하는 시민단체들의 무관심은 이해하기 어렵다. 그때는 틀리고 지금은 맞나? 정권이 바뀌면 시민단체들의 투쟁도 바뀌나 보다. 시민단체에 과연 '시민'이 있기는 한건지 궁금하다.

코로나19 예방접종 피해조사반이 2021년 11월 18일까지 38차례의 회의를 거쳐 3,526명의 피해사례를 평가했는데 사망사례 967건 중 인과성을 인정한 것은 고작 2건(0.2퍼센트)이다[표 13]. 이것은 전혀 상식적이지 않다. 왜냐면 코로나 사망자보다 백신 관련 사망자가 더 건강하고, 더 젊기 때문이다.

[표 13] 코로나19 예방접종 피해조사반의 이상 반응 사례 평가결과('21. 11. 12 기준)

구분	누적사례	인과성 평가 결과			
		인정	불충분	불인정	보류
합계	3,526	487	55	2,968	16
사망	967	2 [1]	5	947	13
중증	1,206	5 [2]	50	1,148	3
아나필락시스	1,353	480	0	873	0

1) 혈소판감소성혈전증 1례(아스트라제네카), 급성심근염 1례(화이자)
2) 혈소판감소성혈전증 2례(아스트라제네카), 뇌정맥동혈전증 1례(아스트라제네카), 발열 후 경련으로 인한 혈압 저하 1례(아스트라제네카), 급성심낭염 1례(화이자)
(질병청 '21. 11. 18)

2021년 10월 27일 기준으로 코로나 사망자 2,745명 중 기저질환자가 96.4퍼센트이므로 나머지 3.6퍼센트인 93명은 기저질환 없이 건강하던 사람이 순수하게 코로나로 사망한 것으로 추정할 수 있다. (필자가 알기로 이후에는 사망자의 기저질환 분포를 발표하지 않았다) 반면에 11월 18일 기준으로 백신인과성을 평가한 사망자 967명 중 기저질환자는 89.5퍼센트이므로 나머지 10.5퍼센트인 102명은 기저질환 없이 건강하던 사람이 순수하게 백신 접종 때문에 사망한 것으로 추정할 수 있다. 또한, 코로나 사망자 중에는 60세 이상 고령자가 약 92퍼센트인 반면, 백신 접종 관련 사망자는 89퍼센트다. 즉, 백신 접종 사망자가 코로나 사망자보다 더 건강하고 더 젊기 때문에 백신이 사망에 직접 기여했을 가능성이 코로나가 사망에 직접 기여했을 가능성보다 더 높다. 그런데도 코로나 사망자는 100퍼센트 코로나 때문에 사망한 것이고, 백신 접종 사망자는 0.2퍼센트만 백신 때문에 사망했다니 어이가 없다.

그런 맥락에서 백신 접종과 사망 간의 인과성 여부를 평가할 것이 아니라, 사망이 백신 접종과 전혀 무관하다는 것을 증명해야 하지 않을까?

의료사고의 입증책임과 비교해보자. 원래는 의료사고가 발생했을 때 의료기관이 주의의무를 위반(과실)했다는 점을 환자가 입증해야 하는데 2021년 2월 더불어민주당은 입증책임을 환자에서 의료기관으로 변경하는 의료법개정안을 발의했다. 잘못이 없다는 것을 의료기관이 스스로 증명하라는 것이다.

코로나19 백신 접종은 전적으로 정부가 주도한 것이므로 입증책임은 질병청과 정부에게 있다. 그러므로 백신 접종 '때문에' 사망했는지를 평가하지 말고, 사망에 이르게 된 경위에 백신 접종이 '절대로' 간여하지 않았다는 것을 질병청이 스스로 국민들에게 증명해야 한다. 부검소견이나 입원 중에 시행한 영상소견이 코로나19 백신 접종과 100퍼센트 무관하다는 것을 증명해야 한다.

결론적으로, 코로나19 백신은 현재로서는 안전하다고 말하기가 어렵다. 백신 접종 사망자가 너무 많다. 평소같았으면 벌써 퇴출되었어야 하는데 언론은 물론이고, 그 많던 시민단체들은 다 어디로 갔는지 온 세상이 조용하다. 이상 반응 사망사례의 입증책임은 정부에게 있다. 그리고, 백신 때문에 사망한 것을 유족에게 증명하라고 할 것이 아니라 백신이 절대로 사망에 영향을 미치지 않았다는 것을 질병청과 정부가 국민들에게 증명하라!

12
아이들에게 코로나 백신을 맞힌다고

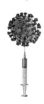

　질병청은, 코로나19 예방접종 유무에 따라 중증화율 및 치명률에 큰 차이가 있는데 12~17세의 접종 완료율이 아직 20퍼센트 수준이고, 이들을 포함한 약 1천만 명의 미접종자로 인해 추가전파가 우려된다며 소아청소년에 대한 적극적인 예방접종을 독려하고 있다. 그러나 예방접종 유무에 따라 중증화율 및 치명률에 차이가 있는 것은 사실이지만, 그것을 위해서 많은 접종자들이 기회비용으로 희생된 것 또한 사실이다. 그리고 우리나라에서 0~19세의 코로나 확진자는 중증화울이 0.01퍼센트, 치명률이 0퍼센트라는 것 역시 명백한 사실이다.

질병청은, 아이들이 부모를 감염시켜서 부모가 입원하게 되고, 한집에 같이 사는 할머니·할아버지를 감염시켜서 돌아가시게 만드니까 어른들을 보호하기 위해서 아이들이 백신을 맞아야 한다고 주장한다.

일단, 이것은 일단 '팩트'가 아니다. '팩트'는 아이들이 어른들을 감염시키는 것이 아니라 어른들이 아이들을 감염시킨다는 것이다. 대한소아감염학회가 발표한 국내 소아청소년 코로나 환자에 대한 전국 단위의 임상 연구 결과에 의하면, 코로나19에 감염된 초등학생 90퍼센트 이상이 가족으로부터 감염된 것으로 확인됐다 (후생신보. 2021. 11. 23) 고등학생을 제외하고는 대부분이 가족 내에서 감염되었다. 즉, 아이들이 어른들을 위험하게 만드는 것이 아니다. 상황이 이런데도 소아청소년에게 코로나19 백신을 접종해야 할까? 게다가 추가접종까지?

백신 접종자가 '돌파감염'이 되어서 부모나 할머니·할아버지를 감염시키는 것은 문제 삼지 않으면서, 아이들이 백신을 안 맞아서 부모나 할머니·할아버지를 감염시키는 것은 좌시하지 않겠다고? 그리고 부모도, 할머니·할아버지도 이미 대부분 백신을 맞아서 각자 스스로 보호를 받고 있는데 아이들이 어른들에게 바이러스를 전파한들 무엇이 문제인가? 질병청의 이런 주장은 누워서 침 뱉기나 마찬가지다. 코로나 백신의 중증 및 사망 감소 효과를 스스로 부정하고 있으면서도 깨닫지 못하는 것 같다. 아이들이 부모를 감염시킨다는 질병청의 주장은 사실이 아닐뿐더러, 더 큰 문제는 비윤리적이라는 것이다.

질병청은 부모나 할머니·할아버지가 백신을 맞았더라도 시간이 지날수록 효과가 감소하니까 어른들을 보호하기 위해서 애들이 백신을 맞아야 한다고 주장한다. 이것은 심각하게 비윤리적이고 비도덕적인 발상이다. 어른들이 아이들을 보호해야지, 거꾸로 아이들이 어른들을 보호해야 하는가? 어른들이 살자고 아이들을 희생시키는 것은 아동학대다.

또 다른 '팩트'는, 아이들이 어른들을 위험에 빠트리는 것이 아니라, 어른들이 아이들을 죽이고 있다는 것이다. 2020년 사망원인 통계에 의하면 0~19세의 질병 외 사망원인은 타살이 인구 10만 명 당 6.7명으로 가장 많았고, 두번째가 자살 6.5명, 세번째가 운수사고 2.7명이었다[표 14]. 반면에, 같은 기간동안 코로나19 발생률은 인구 10만 명당 88~123명이었지만 모두 회복되었다.

[표 14] 0~19세 사망원인 인구 10만 명당 사망률 및 구성비, 2020

사망원인	0세	1~9세	10~19세
출생전후기에 기원한 특정 병태	116.7 (48.5%)		
선천기형·변형 및 염색체 이상	41.1 (17.1%)	0.5 (6.1%)	2.2 (14.0%)
영아 돌연사 증후군	21.4 (8.9%)		
악성신생물		1.6 (18.0%)	
가해(타살)	6.1 (2.5%)	0.6 (7.3%)	
자살			6.5 (41.1%)
운수사고		0.7 (8.0%)	2.0 (12.9%)
패혈증	1.8 (0.7%)		
추락		0.6 (6.4%)	
심장 질환			0.5 (3.4%)
익사 사고			0.3 (2.1%)

(출처: 2020년 사망원인 통계. 통계청)

아이들을 위협하는 것은 코로나19가 아니라 타살, 자살, 교통사고다. 타살과 교통사고는 물론이고, 청소년들이 자살하는 이유의 상당수-학업 스트레스, 성폭력 등-를 어른들이 제공하고 있다. 따라서 어른들 때문에 아이들이 위험한 것이지, 아이들 때문에 어른들이 위험한 것이 아니다.

이런 것 말고도 코로나 사태동안 아이들의 학습권을 박탈한 것, 아이들이 친구들과 같이 어울리면서 성장하고 정서가 발달할 기회를 박탈한 것, 부모들의 코로나 스트레스로 부부 간에 불화가 심해지고 이로 인해 아이들이 정서적으로 육체적으로 위협받는 상황에 방치되는 것 등도 어른들이 아이들을 위험하게 만드는 것이다. 그것도 모자라서 어른들이 살겠다고 아이들에게 백신을 강제로 접종하는 것은 아동학대다.

불과 1년 전에 '정인이 사건'이 있었다. 두 살짜리가 말을 안 듣는다고 양부모가 아이를 학대하여 사망에 이르게 한 사건에는 어른들이 죄다 나서서 비난을 퍼부었으면서 어른들이 살자고 아이들을 단체로 학대하려는 시도에는 다들 입을 다물고 있다. 참 잔인하다. 아니면 질병청의 주장이 아동학대라는 것을 깨닫지 못할 정도로 무지하거나… 잔인하든 무지하든 둘 다 문제다. 어른 자격이 없다. 나이만 먹었다고 어른이 아니다!

설령, 아이들이 어른들을 감염시킨다고 할지라도 어른들이 살자고 아이들을 방패로 삼는 것은 명백한 아동학대다.

필자는 코로나19 백신 접종 자체를 반대하는 것은 아니다. 고령자나 기저질환자 등 고위험군에게는 도움이 된다고 생각하기 때문이다. 그러나, 소아·청소년에게 코로나 백신을 접종하는 것은 반대한다. 20대에게 접종하는 것도 반대한다. 아니, 연령과 상관없이 백신 접종을 강제하는 것 자체를 강력하게 반대한다. 백신은 원하는 사람만 맞으면 된다. 무엇보다, 어른들이 살겠다고 아이들을 방패로 삼지는 말자.

아이들은 대한민국의 미래다. 대한민국은 태어나서는 안 될 나라가 아니라, 전 세계에서 유일무이한 자랑스러운 나라다. 아이들은 대한민국에서 안전하게 살 권리가 있고, 대한민국을 더 발전시켜야 할 책임도 있다. 냉전(cold war)의 반대말은 평화가 아니라 열전(hot war; 피 흘리는 전쟁)이듯이, 대한민국에 문제점이 있다고 해서 대한민국 자체를 해체해서는 안된다. 그러니 중국 공산당 바이러스와 사악한 세력으로부터 아이들과 대한민국을 지켜야 한다.

13
비접종자 차별금지와 백신패스

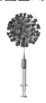

코로나19 백신 미접종자는 적폐인가?

18세 이상 백신 접종 완료율이 90퍼센트를 넘었으니 이제 미접종자는 소수가 되었다. 아니, 미접종자가 아니라 비접종자다. 급전적(radical) 페미니스트들이 스스로를 미혼이 아니라 비혼이라고 주장하는 것과 같은 맥락이다. 아직 결혼을 못 한 것이 아니라 결혼을 하지 않기로 당당하게 선택한 것이 '비혼자'이듯이, 아직 백신을 접종하지 못한 것이 아니라 합리적인 이유로 당당하게 백신을 거부한 것이니 '비접종자'가 맞다.

문재인 정권과 더불어민주당은 성 소수자를 비롯해서 각종 소수자를 차별하지 말라면서 차별금지법, 평등 및 차별금지법, 평등법, 건강가정기본법 등 비슷한 내용의 법률을 계속 상정하고 있다. 그런데 어째서인지 코로나19 백신 접종에 대해서는 질병청과 문재인 정부가 앞장서서 국민을 차별하고 있다.

동서고금을 막론하고 편가르기와 차별은 좌익의 전유물이다. 현 정권은 1차 유행 때는 신천지 교인들을 마녀사냥하더니, 2차 유행 때는 특정교회와 애국시만들을 살인자라고 불렀다. 그 와중에 의사파업이 발생하자 의사와 간호사를 편가르기했다. 지금은 백신 접종자와 비접종자를 편가르기하고, 비접종자를 차별하고 있다.

2021년 11월 1일부터 백신 비접종자는 직장에서 매주 PCR검사를 받아야 한다. 게다가 모임이나 여가생활을 하려면 48시간 이내에 검사한 PCR 음성증명서를 제출해야 하는데 이것은 정상적인 생활을 못 하게 하는 것이나 마찬가지다. 게다가 지금은 PCR검사가 무료이지만 앞으로는 유료화하겠다니 이것은 명백한 강제접종이다. 매주 또는 이틀마다 코를 찔리는 것보다 백신을 맞는 것이 훨씬 더 편하기 때문이다. 그런데 웃기는 것은, 음성증명서의 유효기간이 어떤 것은 1주일이고 어떤 것은 이틀이다. 유효기간마

저 차별하는 근거가 무엇인지 궁금하다.

    질병청이 그동안 '백신 접종=감염 예방'이라는 잘못된 메시지를 계속 전달했기 때문에 대부분의 국민들은 코로나19 백신 비접종자가 접종자를 감염시키고, 접종자들이 만들어 놓은 집단면역을 무너뜨린다는 식으로 인식하고 있다. 이것은 심각한 오해다.

    2021년 11월 29일 기준으로 접종 완료자 10만 명 중 143.7명이 코로나에 감염되었다(돌파감염률 0.14퍼센트). 이 수치가 많다고도 할 수 있고, 적다고도 할 수 있다. 그런데 접종 완료자 전원에게 PCR검사를 하지 않는 상황에서는 돌파감염이 많은가 적은가가 중요한 것이 아니라, 돌파감염의 존재 자체가 문제다. 질병청의 주장과 달리 코로나19 백신이 감염을 예방하지 못하므로 전수검사를 하면 돌파감염자가 훨씬 더 많이 나올 것이다. 그런데도 백신 접종자가 감염되어 타인에게 전파하는 것은 괜찮고, 비접종자가 감염되어 타인에게 전파하는 것은 용납할 수 없다니 어이가 없다.

    설령, 비접종자가 접종자에게 바이러스를 전파하더라도 접종자는 이미 항체가 생겨서 보호를 받고 있는데 무엇이 문제인가? 질병청이 이런 주장을 한다면 중증 예방 효과마저 스스로 부정하는 것인데 자신들의 주장이 모순이라는 것조차 깨닫지 못하는 것 같다. 또한, 백신의 효과는 중증 및 사망 감소이고, 이것은 '집단'적으로 나타나는 것이 아니라 '개인' 수준에서 나타난다. 이것은 매우 중요한 개념이다. 접종자들이 공들여 쌓아 올린 집단면역의 탑이 비접종자들 때문에 허물어지는 것이 아니다. 그런 탑은 처음부터 존재하지 않았다.

제대로 만들어진 코로나19 백신이라면, 감염 예방 효과가 확실하고 전파도 방지된다면, 그렇다면 약간의 위험을 무릅쓰고 백신을 맞을 수도 있다. 그런 백신이라면 약간의 위험이 있더라도 '사회적 연대'를 위해서 백신을 맞을 수 있을 것이다. 만약 어떤 문제가 발생한다면 백신 접종을 주도한 국가가 책임을 질테니까. 그런데 감염 예방 효과도 없고, 안전성도 확보되지 않았고, 부작용으로 사람이 죽어도 국가는 딴청만 피우는데, 게다가 감염될 가능성 자체가 높지 않은데 목숨 걸고 백신을 맞아야 하는가? '사회적 연대'의 범위는 과연 어디까지인가?

비접종자에 대한 차별은 일반인들뿐만 아니라 정말 도움이 필요한 취약계층에게도 고스란히 적용된다. 그동안 무료급식소가 문을 닫아서 노숙자들이나 가난한 노인들이 밥을 제대로 먹지 못했는데 단계적 일상회복 차원에서 11월 1일부터 무료급식소가 다시 문을 열었다. 그런데 식권을 받으려면 백신 접종 증명서나 PCR 음성확인서를 보여줘야 한다. 게다가 백신 접종자는 따뜻한 급식소 안에서 편하게 밥을 먹고, 비접종자는 도시락을 받아서 집에 가서 먹으라고 한다. 백신 접종과 감염 예방은 아무 상관이 없는데 다들 질병청에 세뇌되어 가난하고 불쌍한 사람들을 차별하고 있다.

접종자들 중 일부는, 비접종자가 혹시 코로나에 걸리면 건강보험을 적용하지 말고 치료비를 다 받으라고 주장한다. 그것은 사회보험의 원칙을 모르는 것이다. 민간보험은 가입자를 선택할 수 있지만, 사회보험(건강보험)은 전 국민이 강제로 가입되므로 가입자를 선택할 수 없다. 만약 비접종자를 건강보험 적용에서 제외한다면 담배 피워서 암이 생긴 사람이나 술 많이 마셔서 간경화나 간암이 생긴 사람도 모두 건강보험에서 제외해야 한다. 이게 말이 되는가? 정부와 질병청이 국민을 접종자와 비접종자로 편을 가르는 통에 이제 접종자가 비접종자를 혐오하고 증오하는 시대가 되었다.

코로나 사태를 키운 것은 근본적으로 중국발 유입을 차단하지 않은 문재인 정부인데 본인은 쏙 빠지고 국민들끼리 서로 증오하는 일이 반복된다. 마치 남편이 바람을 피웠는데 아내와 상간녀가 머리채를 잡고 싸우는 동안 본인은 강 건너 불 구경하는 형국이다. 상간녀가 아니라 남편을 잡아야지!

방역패스는 강제적인 백신평등이다. 그리고 방역패스가 아니라 '백신패스'다. 방역패스는 저들이 만들어 낸 프레임에 지나지 않는다. 백신은 방역(감염 예방이나 전파 방지) 효과가 없고 단지 자기자신을 중증으로부터 보호할뿐인데 방역패스라고 하면 마치 비접종자들이 방역을 방해하는 듯한 뉘앙스를 주기 때문이다.

앞에서 말했듯이 우리는 코로나 사망자가 적어서 백신의 사망 감소 효과가 크지 않은데다 안전성이 아직 확보되지 않았으므로, 백신의 효과를 최대한으로 올리려면 고위험군을 집중적으로 보호하되 선택권을 주어야 한다. 그런데 우리는 지금 '닥치고 백신 평등'을 향해 전력질주 중이며, 코로나19 치명률이 극히 낮은 소아와 청소년에게도 '묻지마 백신'을 강요한다.

질병청과 정부는 백신을 제때에 확보하지도 못했고, 그나마 구해온 것은 퇴출대상인 아스트라제네카였다. 게다가 처음에는 두 번 맞으면 된다더니 이제는 세 번을 맞아야 완료라고 한다. 심지어 앞으로는 3개월마다 맞으라고 한다. 이게 무슨 백신인가? 변이가 계속 생기고 있으니 거기에 맞게 백신을 업데이트해서 임상시험을 새로 한 것도 아니다. 추가 접종이나 3개월마다 접종은 임상시험을 하지도 않았다. 그런데 도대체 무슨 근거로 강행하는지 모르겠다. 정책이 이런 식으로 moving target이면 국민들은 심한 피로감을 느끼고 혼란에 빠지게 된다. 이제까지 질병청과 정부는 코로나19 백신과 관련해서 실책에 실책을 거듭하면서도 진정어린 사과조차 하지 않았다. 사과는커녕 차별을 선택했다.

헌법 제34조 제6항에 의하면, 국가는 재해를 예방하고 그 위험으로부터 국민을 보호하기 위하여 노력하여야 한다. 그러므로 공공복리를 위하여 국민의 자유와 권리를 제한할 수 있다. 그러나 감염병 예방이라는 공공복리를 위하여 국민의 자유와 권리를 제한하는 경우에도 '과잉금지의 원칙'과 '평등의 원칙'을 따라야 하는데 문재인 정권은 원칙을 지키지 않고 있다.

필자가 보건대학원에서 배운 바에 따르면, 법의 위헌성을 판단하는 기준은 다음의 네 가지다. 즉, 법이 개인의 기본권을 제한함에 있어서 1) 목적이 정당한가? (목적의 정당성), 2) 방법이 적정한가? (방법의 적정성), 3) 기본권을 최소한으로 제한하려고 노력했는가? (제한의 최소성), 4) 기본권을 제한함으로써 얻고자 하는 가치와 균형을 이루었는가? (법익의 균형성).

백신패스 정책은 국민의 건강을 보호하기 위한 목적의 정당성을 인정받을 수 없다. 코로나19 백신 접종이 감염을 예방한다고 보기 어렵기 때문이다. 방법의 적정성도 인정받을 수 없다. 백신 접종이라는 침습적인 방법이 감염 예방 효과는 없으면서 사망과 장애 등 심각한 부작용을 유발하기 때문이다. 피해의 최소성도 인정되지 않는다. 비접종자는 교육받을 권리와 일할 권리가 박탈되고 신체의 자유를 부정 당하기 때문이다. 게다가 방역당국은 백신 접종 관련 이상 반응을 인정하거나 제대로 보상하지도 않는다. 법익의 균형성도 인정되지 않는다. 지난 22개월 동안 코로나19 확진자는 전 국민의 0.8퍼센트에 불과하고, 치명률도 0.8퍼센트에 불과한데, 효과가 불확실하고 안전성도 검증되지 않은 백신을 전 국민에게 사실상 강제하는 것은 전혀 균형적이지 않기 때문이다. 그러므로 백신패스 정책은 과잉금지원칙에 위반된다. 또한, 합리적인 근거없이 차별한다는 점에서 평등의 원칙에도 어긋난다.

대한민국은 법치국가다. 법치란 법의 지배(rule of law)를 말하는 것이다. 즉, 국민들뿐만 아니라 대통령과 행정부도 법의 지배를 받아야 한다. 그런데 문재인 정권은 법치의 개념을 오용하여 법에 의한 통치(rule by law) 내지는 법을 통한 지배(rule through law)를 꾀하고 있다. 이런 식의 '기본권을 짓밟는 정치방역'에 대한 자세한 설명은 '코로나는 살아있다' 책을 참고하기 바란다. 사실상 지금은 정치방역의 단계를 이미 넘었고 공안방역 단계다. 그 다음은 전면적인 전체주의 독재국가가 우리를 기다리고 있다.

어느 유튜브의 댓글(백신패스반대백신반대님)

접종자: 백신도 안 맞고 왜 돌아다녀?

비접종자: 마스크 잘 썼는데… 돌아다니면 안 되나요?

접종자: 코로나 걸리면 퍼뜨릴 거잖아

비접종자: 백신 맞은 사람도 코로나 걸리고 퍼뜨리고 그러던데요? 오히려 백신 맞은 사람들이 방심하고 다중시설을 이용하는 등 더 많이 돌아다니는 게 문제 아닐까요?

접종자: 물론 조심은 다 같이 해야겠지

비접종자: 맞아요. 백신 안 맞은 사람만 조심해야 한다는 생각은 버려주세요

접종자: 근데 그건 알지? 백신을 맞으면 코로나 걸려도 중증으로 안가

비접종자: 백신 안맞아도 우리 같은 대부분의 사람들은 중증으로 안가요. 가벼운 감기처럼 앓고 지나가고요. 무증상도 많고요.

접종자: 뭐야? 니가 중증으로 갈지 안 갈지 어떻게 장담해?

비접종자: 통계가 그렇게 말하고 있는데요. 뭐 암튼 백신 맞으면 중증으로 안 간다… 그래서요?

접종자: 그러니까 백신을 맞으란 말이야. 유비무환~~ 만일을 대비하며 살아야 하는 거야.

비접종자: 아, 제 걱정 해주시는 거에요? 괜찮아요. 전 조심하고 있고 혹시라도 코로나 걸리더라도 자연면역 획득할 수 있으니 백신은 사양할게요. 백신을 맞고 죽은 사람 수가 같은 기간 코로나 사망자 수랑 거의 비슷하고 부작용도 30만 명이 넘게 겪고 있으니 안전하지 않다 생각해서 결정했습니다.

접종자: 너 참 이기적이구나

비접종자: 뭐가요?

접종자: 피할 수 있을 때까지 피하다가 백신 맞은 사람들이 달성해놓은 집단면역에 무임승차하겠다는 심보 아니야?

비접종자: 내가 나를 위해서 위험한 백신을 피할 수 있을 때까지 피하겠다는 게 잘못됐다는 건가요? 전 돌파감염이란 말이 이해가 안 가는데요? 그런 백신 왜 맞나요? 또, 중증으로 가는 걸 막아준다는 좋은 백신을 맞으셨으면서 왜 그렇게 비접종자를 두려워하시죠? 그리고, 집단면역이 생기고 있나요? 확진자 수는 더 늘어나고 있잖아요.

접종자: ㅎㅎ… 누가 뭘 두려워한다고 그래. 아무튼 일단 정부를 믿고 접종을 다 하면 언젠가는 코로나도 자취를 감추겠지

비접종자: 코로나가 자취를 감출 수 있을까요? 오히려 계속 변이를 일으키기에 그에 맞는 백신을 계속 만드는 것도 불가능하고, 코로나 바이러스는 전파력이 강해지면서 치사율은 매우 낮아졌어요. 전 계속 마스크 잘 쓰고 조심하면서 지금처럼 지낼 거에요. 치사율이 극히 낮은 코로나 피하겠다고 안전하지 않은 백신, 정부도 책임지지 않는 백신을 함부로 맞고 싶지 않아요.

접종자: 너 백신을 너무 두려워하는 거 아니야? 넌 겁쟁이야

비접종자: 님이 백신 부작용을 안 만날지 어떻게 장담해요? 유비무환~~ 만일을 대비하며 살아야 하는 거에요.

접종자: 아니, 그래서… 너만 살겠다고? 남들은 죽을 위험 무릅쓰고 백신 맞는데 니가 뭔데 안 맞아?

비접종자: 그럼 님도 안 맞으면 되잖아요?

접종자: 나는 나라를 위해 맞는다. 타인을 위해 목숨 걸고 숭고하게 맞는 거야.

비접종자: 백신패스 때문이 아니고요? 뭐, 그건 그렇다 치고 백

신 접종하면 타인을 위해 무엇이 좋죠?

접종자: 일단 노인이나 기저질환자들에게 코로나를 옮기지 않을 수 있어. 그분들을 위해 우리가 방어막을 만들어 드려야지.

비접종자: 후… 우리가 백신을 맞아도 그분들이 돌파감염될 수 있는 거잖아요? 그분들은 그분들 스스로가 방어할 수 있어야 해요. 우리가 백신을 맞아서 그분들을 보호할 수 있는 게 아니라고요.

접종자: 몰라. 아 좀 유별나게 굴지 마. 정부에 반대해서 얻는 게 뭐냐? 아무튼 백신을 맞으면 코로나 걸려도 중증으로 안 가니까 좋은 거야. 국민의 80퍼센트가 접종했어. 그 사람들이 다 바보라서 접종한 거냐?

…

…

…

소통불가

정부의 백신패스로 본 차별금지법안의 진정성

〈참고〉 이 글은 지인에게 카톡으로 전달받은 것입니다. 필자는 작성자를 개인적으로 알지 못하지만 지인을 통해 작성자를 수소문하여 간접적으로 인용을 허락받았습니다. 문맥을 다듬는 수준으로만 약간 수정하였습니다.

1. 2021년 11월 25일 문재인 대통령은 차별금지법과 관련해 "우리가 인권선진국이 되기 위해 반드시 넘어서야 할 과제"라고 밝혔습니다. "전 세계는 차별과 배제, 혐오의 문제를 어떻게 해결할지 고민하고 있다"며 "역량을 모아야 한다"고 강조했습니다 (https://bit.ly/3Dfb6rC).

2. 미국 연방법원은 백신 의무화 조치는 의회가 입법으로 해야 할 일이며, 바이든 정부의 백신 의무화 조치는 정부의 권한을 넘어선 것이라고 금지했습니다. 또, 백신 의무화 조치는 특정인들을 고용시장에서 배제(차별)하는 효과를 초래하게 된다고 판시했습니다. 미국 국회의원들이 국민의 기본권을 침해하는 백신 의무화 법안

을 만들 가능성은 없기 때문에 바이든 대통령도 결국 백신 의무화 정책 포기 발언을 했습니다(https://bit.ly/3poYZmP).

3. 문재인 대통령이 인권을 강조한다고 해서 그가 인권 친화적 인물이 아니라는 것은 수년간의 관찰과 경험을 통해서 확인되었습니다. 그가 말하는 인권은 좌익이 뿌리로 삼는 레닌의 '정파적 진실'이나 프랑스 혁명의 '박애(우리 편에게 무한한 관용)'의 정신에 토대를 둔 '우리 편에 유리한 인권'에 가깝습니다. 정부나 더불어민주당의 차별적 정책과 입법을 수년간 지켜봐 왔는데, 요즘 추진 중인 핫한 백신패스(방역패스)는 차별금지법안에 반하는 것입니다. 즉, 이들은 차별금지 정신이 투철해서 차별금지법을 만들려고 하는 게 아니라는 것을 간접적으로 알 수 있습니다.

4. 차별금지법안의 차별금지 사유에는 '등'이 포함되어 있어서 귀에 걸면 귀걸이, 코에 걸면 코걸이 식으로 금지사유가 얼마든지 늘어날 수 있습니다. 또한, 차별금지 사유로 적용을 할지 말지는 판사 마음대로인 법안입니다. '백신 접종' 사유를 '등'에 넣을 수도 있고, 아니면 '병력이나 건강상태' 항목을 유사하게 적용할 수도 있

을 겁니다.

차별금지법안은 '고용, 교육, 시설 이용'을 차별금지 영역으로 들고 있습니다. 그런데 정부는 백신을 접종하지 않으면 각종 상업시설(식당, 극장, 헬스장 등) 이용의 차별을 행정명령으로 이미 시행하고 있습니다.

또, 이번에는 학생들이 백신 접종을 하지 않으면 학원 이용을 금지한다고 하는데, 이것은 차별금지법안의 '교육시설 이용에서의 차별'에 해당됩니다. 또한, 정부의 백신 정책으로 인해 직장에서 불이익을 받거나 퇴사를 강요당하는 경우도 있는데 이것은 '고용에서의 차별'에 해당됩니다.

5. 차별금지법안은 '합리적 사유'가 있어야 차별을 인정한다고 하는데, 미국 트럼프 행정부에서 COVID-19 정책 자문위원을 역임했던 임상역학 전문가조차 백신은 자연면역보다 열등하고, 장기간 반복해서 맞을 때에 인체의 면역기능에 어떤 영향을 초래할지 제약사도 연구를 마치지 않은 상황이라며, 임상시험 중에 있는 백신을 반복적으로 투여하도록 강제하는 것은 말도 안 된다고 했습니다(https://bit.ly/3plSwt2).

각종 연구에서 백신이 심혈관질환이나 면역계에 위험을 초래할 수 있음을 제시하고 있는데, 일본에서는 백신 접종 후 혈전증에 의한 여성 생식기 괴사 사례도 보고되었습니다(https://bit.ly/3GeGecO 마지막 페이지에 사진 있음. 혐오 주의).

6. 그러자 편법으로 정부는 '백신 의무화'는 아니라고 주장합니다. 그러면서 백신 비접종자들에게 각종 불이익을 줍니다. 이것은 사실상 강제입니다. 차별금지법안은, '외견상 중립적으로 보이더라도 결과적으로 차별(배제)을 초래하면 차별'이라고 정의합니다. 그러므로 방역패스는 명백한 차별입니다.

즉, 차별금지법을 만들어야 한다고 주장하는 정부, 더불어민주당과 정의당, 국가인권위원회, 각종 언론, 인권단체라는 사람들… 이들은 모두 코로나19 상황에서 자신들이 주장하는 차별금지법안에 명시된 차별행위에 대해서 문제제기를 하지 않고 있으므로, 이들에게는 보편적 인권 보호 정신이 없음이 드러났습니다.

7. 차별금지법안은 '합리적 사유'가 있으면 차별을 해도 된다고 합니다. 문제는 그 '합리적 사유'에 해석의 충돌이 있다면 결국 힘

의 논리가 되어 버린다는 것입니다.

코로나19 백신의 문제점에 대한 사례와 연구를 보면, 백신을 선택사항으로 두고 강제하지 않는 것이 타당합니다. 그런데, 정부는 코로나19 백신의 부작용을 인정하지 않을 뿐 아니라, 부작용 피해자보다 중증예방자가 더 많으니 이득이 크다며 백신 강제가 합리적이라고 주장합니다.

결국 '합리적 사유'의 해석권을 가진 정부나 법원의 뜻대로 되는 건데, 정부와 법원의 현재 상태를 생각하면 위태로운 거지요. 이처럼 차별금지법안의 '합리적 사유'라는 문구는 사람마다 다르게 생각할 수 있기 때문에 갈등을 종결지을 수 있는 객관적 판단기준이 아니라는 것을 알 수 있습니다.

8. 게다가 차별금지법안은 누군가의 합리적 사유를 '불법'으로 규정해 놓아서 빼박으로 규제대상으로 만들고 있습니다. 가령, 차별의 정의에는 '괴롭힘'이 있는데, 이 괴롭힘에는 '정신적 고통'이 포함되어 있습니다.

누군가의 의견 표명에 대해 차별금지법안의 보호대상자가 기분이 나쁘면 '정신적 고통'이 성립합니다. 그래서 국가인권위원회나 법원에 고발하면, 3천만원 이하의 이행강제금을 반복적으로 부과하며 그러한 표현을 금지시킵니다. 특정 그룹을 위한 '심기불편법'인 셈입니다.

이것은 헌법이 보장하는 국민의 권리-표현의 자유, 학문의 자유, 종교의 자유-를 침해하는 것이지만, 입법자들과 행정부, 국가인권위원회, 법원 판사는 그렇게 생각하지 않을 겁니다. 여기에서 '합리적 사유'란 것은 권력을 가진 자의 해석에 달린 것이기 때문입니다.

합리적인 사유를 판단하는 것이 누군가에게는 '독단적인 판단'으로 여겨지기에, 각자의 판단을 존중하고 행할 자유를 보장하는 것이 생각이 다양한 다원주의적 민주주의 사회에서 최선의 정책입니다. 그것이 바로 헌법에서 '표현의 자유'를 명시한 이유입니다.

9. 차별금지법과 혐오표현규제법을 주장하던 정부나 언론은, 동성애자가 코로나19에 걸린 것을 비난하면 그들이 거짓말을 하게 되어 방역에 방해가 되니 비난하지 말라고 주문하면서, 기독교나 우익 국민이 코로나19에 걸리면 정부가 나서서 혐오대상화 시키는 발언과 정책을 서슴지 않습니다.

국가인권위원회의 혐오표현규제법에 대한 연구용역을 맡았던 숙명여대 홍성수 교수는 '개독교나 남혐은 혐오표현이 아니다'고 말합니다(https://bit.ly/3lA5li7). 기독교와 남성을 비방하는 것이 정당화되는 것입니다. 특정인을 대상으로 '개독교'라고 하면 모욕죄로 처벌되지만, 개인이 특정되지 않을 경우는 기소대상이 없으니 넘어가는 겁니다.

　　그러므로 혐오표현에 대한 저런 식의 동떨어진 해석과 정의는 혐오표현규제법이 특정그룹을 비판으로부터 보호하고, 반대그룹을 처벌하는 수단으로 오용될 것을 예고하는 것입니다.

　　10. 그러므로 코로나19 상황은 정부, 국회, 언론, 인권위, 인권단체 등이 과연 '차별금지법'이 모든 국민에게 보장되어야 한다는 생각이 투철한 사람들인지, 아니면 자기네 세력을 보호하고 특권화하는 도구로 이용하려는 사람들인지 구별할 수 있는 기회였다고 생각됩니다.

　　-교회언론회 신영철 전문위원-

14
임신부도 코로나 백신?

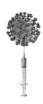

2021년 11월 24일 질병청은 사산된 태아가 코로나19 양성 판정을 받은 사례를 발표했다. 해당 산모는 30대의 코로나19 백신 미접종자로 임신 24주였으며, 지난 18일 확진 판정을 받고 입원 중에 22일 조기 출산했지만 태아는 이미 숨진 상태였다는 것이다. 방역당국에 의하면, 태아가 산모의 배 속에서 있을 때 산모로부터 수직감염됐는지, 분만 과정에서 산모의 체액이 몸에 묻어 양성 반응을 보인 것인지 판단하기 힘들고, 태아의 사망과 산모의 조산이 코로나19와 관련이 있는지도 현재로선 알 수 없다고 한다.

그러나 이 사건에 대해서 국내 '전문가'들은 임신부의 코로나 감염은 사산 외에도 조산이나 중증화 진행을 높일 수 있다는 연구결과가 있다며 백신 접종을 권고했다. 이미 방역당국은 예방접종위원회의 권고에 따라 2021년 10월 18일부터 임신부에게 화이자 백신을 접종하고 있다.

2020년 기준으로 우리나라는 하루 평균 임신부 854명, 유산 182명(21.3퍼센트), 절박유산 184명(21.5퍼센트), 사산 1명이 발생했다[주간 건강과 질병 2021. 10. 21]. 하루 평균 746명이 출생하는데 그중 조산아는 63명(8.4퍼센트), 저체중아는 50명(6.7퍼센트)이었다. 그리고 매일 신생아 1명, 영아 2명이 사망했다

질병청 발표에 따르면 2020년 1월 20일부터 2021년 8월 31일까지 코로나19확진 임신부는 731명이었고 그중 위중증은 15명 있었으나 사망자는 없었다(질병청 '21. 10. 18). 위중증 임신부는 30세 이상 고령 14명, 기저질환자 2명이었고 모두 임신성 당뇨였다. 임신부의 코로나19 위중증률(2.05퍼센트)은 임신을 하지 않은 같은 연령대의 가임기 여성((0.34퍼센트)에 비해서 여섯 배 높았다 [표 15].

[표 15] 국내 임신부 확진자의 질병 부담('20. 1. 20~'21. 8. 31)

집단, 명	확진자	위중증	사망	발생률 (10만명당)	위중증률(%)	치명률(%)
임신부[1]	731	15	0	158.0[2]	2.05	0.00
가임기여성(20~45세)	47,571	162	14	535.4[3]	0.34	0.03

1) 기초역학조사서 임신 여부 항목 중 임신 항목에 체크한 확진자(20~45세)
2) 분모: 건강보험공단으로 '20. 1.20~'21. 8. 31에 임신·출산 지급 신청 건 중 임신으로 신청한 463,152명
3) 분모: 행정안전부 '20년 12월 기준 인구수에서 20~45세 여성 8,884,924명
(출처: 주간 건강과 질병 2021. 10. 2)

질병청은 코로나 사태 초기부터 임신부를 코로나19 고위험군으로 간주하고 있는데 이에 따라 임신부에게 예방접종을 권고하고 있다. 미국의 연구결과에 의하면 코로나19에 감염된 유증상 임신부는 감염되지 않은 가임기 유증상 여성에 비해 중환자실 입원위험이 3배, 인공호흡기 치료 2.9배, 사망률은 1.7배에 이른다(MMWR 2020;26;69;769-775). WHO는 임신부도 의사와 상의하여 이득이 높다고 판단되면 선택하여 접종 가능하다고 발표했다.

질병청은 '임신부의 안전'을 위해 코로나19 예방접종이 필요하다는 입장이다. 게다가 코로나19 감염 시 중증진행의 위험이 높은 기저질환자와 만 35세 이상 고위험 임신부에게는 코로나19 백신 접종을 '권장'하고 있다. 이것은 앞에서 말했듯이 어른들이 살자고

태아를 방패로 삼는 것이다. 게다가, '숫자로 나타나는 위험'에만 관심이 있을 뿐 '엄마의 마음'은 전혀 고려하지 않고 있다.

대한민국 국민들, 특히 젊은 여성들은 커피를 정말 사랑한다. 그런데 임신을 하게 되면 그 좋아하는 커피를 끊는 여성들이 많다. 커피가 태아에게 어떤 영향을 미치는지 명확하게 밝혀진 연구결과는 없지만 그래도 혹시나 나쁜 영향을 미칠까 봐 미리 조심하기 때문이다. 아이에게-뱃속의 아이에게도- 좋은 것만 주고 싶고, 혹시나 해가 될만한 행동은 아예 하지 않는 것 이런 것이 엄마의 마음이다. 필자가 아는 후배 의사는 임신기간 동안 제일 힘들었던 점이 커피를 못 마시는 것이었다고 고백하기도 했다.

다른 후배의사는 임신 중에 미국 학회에서 발표(oral presentation)를 하게 되었는데 비행기 여행이 혹시 태아에게 나쁜 영향을 미칠까 봐 걱정한 나머지 (고도가 올라가면 자연 방사선이 증가한다) 영상의학과에서 사용하는 납가운을 챙겨갔다. 공항검색대를 통과할 때마다 구구절절 설명하면서 납가운을 사수했고, 서울에서 시카고까지 왕복 28시간동안 입덧으로 힘들어 하면서도 무거운 납가운을 배에 두르고 있었다. 영상의학과 의사니까 그 정도 방사선은 인체에 무해하다는 것을 알고 있지만 엄마의 마음이란 그런 것이다.

그런데 질병청은 호기롭게도 "임신부의 코로나19 예방접종은 임신부 본인과 태아에게 위험하지 않다'고 주장한다. 그렇게 주장하는 근거는 다음 두 가지다(주간 건강과 질병 2021. 10. 21).

첫째, 유럽 EMA와 미국 FDA에 제출된 mRNA 기반 코로나19 백신의 발달 및 생식 독성 연구결과에 따르면 백신에 대한 '동물' 연구에서 임신, 배아/태아의 발달, 분만 또는 출생 후 발달과 관련된 직간접적인 유해영향을 확인할 수 없었다는 것. 둘째, 이스라엘에서 화이자 백신을 접종한 산모 390명에서 주사 부위 통증 및 발열은 대조군과 차이가 없었으며, 두통, 근육통은 오히려 대조군보다 적었고, 분만을 한 57명 중 조산은 없었고, 신생아 예후는 미접종 산모와 유사했다는 점이다.

우리나라에서 사용하는 코로나19백신은 모두 출시된 지 일 년밖에 되지 않았으므로 인체에 특히 태아에 어떤 영향을 미치는지 알 수 없다. 분명한 것은 이제까지 우리가 맞아왔던 백신과는 다른 방법으로 인체에 영향을 미친다는 점이다.

코로나 백신을 팔에 맞으면 접종한 쪽의 액와부 임파선이 붓는다. 백신을 맞은 유방암 환자인 경우는 암이 전이된 것인지 백신 접종으로 인한 반응인지 애매할 때가 많다. [그림 31]은 같은 날 각각 코로나19 백신과 인플루엔자 백신을 맞은 사람들의 3일 후 초음파검사 영상이다. 둘 다 백신을 왼쪽에 맞았다. 첫번째 환자는 유방암이 아닌데 임파선 비후가 심해서 혹시 코로나19백신을 맞았느냐고 물어봤더니 10월 1일 화이자 백신을 맞았다고 했다. 마침 그날은 병원 직원들이 인플루엔자 백신을 맞은 날이었다. 호기심이 발동하여 주변 직원들 중에 인플루엔자 백신 접종자 세 명을 찾아서 상황을 설명하고 초음파검사를 했다(공짜로).

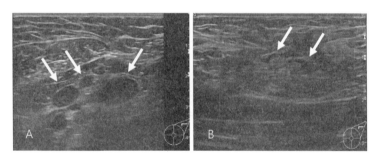

[그림 31] 백신 접종 3일 후 액와 임파선: 코로나19 백신 vs. 독감 백신

[그림 31]에서 화살표로 표시한 것이 임파선인데 A는 주로 암환자에서 나타나는 소견이고 B는 정상이다. 이것을 보면 코로나19 백신과 기존 백신이 인체의 면역계에 미치는 영향이 다르다는 것

을 확실하게 알 수 있다. 그러나 화이자 백신을 맞은 사람들이 모두 임파선 비후가 생기는 것은 아니다. 괜찮은 사람도 있었기 때문이다. 중요한 것은, 백신이라는 이름은 같은데 왜 다른 반응이 나타나는지, 궁극적으로 이것이 어떤 영향을 초래하는지, 혹시 그로 인해 2차적인 반응이 유발되는지 등은 모른다. 백신 접종 후 내 몸에 생기는 변화도 아직 모르는데 배 속의 태아에게 절대로 해가 없다는 것을 질병청이 어떻게 보장하지?

코로나19 백신의 위험성이 알려지지 않았다고 해서 안전하다는 뜻이 결코 아니다. 어떤 위험이 있는지 아직 모르는 것이다. '모른다'가 정답인데 '없다'고 말하는 것은 무지하거나 사악한 것이다.

이것은 마치, 유방암의 주요 소견인 미세석회화가 유방촬영 검사에서는 잘 보이지만 유방 초음파검사에서는 잘 보이지 않는데 이것을 이해하지 못하는 일부 의사들이 초음파검사에서 미세석회화가 안 보인다고 환자에게 '괜찮다'고 말하는 것과 마찬가지다. '안 보인다'와 '없다'가 같은 뜻이 아니듯이, 안전성이 '보고되지 않았다'와 '안전하다'는 같은 뜻이 아니다. 질병청은 국민을 속이고 기만하고 있다. 이런 식으로 일하라고 국민들이 혈세로 월급 주고 연금 주는 것이 아니다.

게다가 질병청과 정부가 안전하다고 하고 책임진다고 하니까 국민들이 안심하고 백신을 맞았는데 백신 접종 관련 사망자가 천 3백 명을 넘었지만 겨우 두 명만 인과성이 인정되었다. '코로나19 집단면역'이라는 허상을 위해서 무고한 국민들이 생명을 잃는 것이 타당한가? 소득 재분배를 위해서 세금은 어느 정도 낼 수 있지만, 사회적 연대를 위해서 목숨까지 내놓아야 하는가?

자유만 요구하고 그 결과에 따른 책임을 회피하는 자는 '국민'될 자격이 없다. 마찬가지로 이것이 옳다고 주장만 하고 그 결과에 따른 책임을 회피하는 인간은 '책임자'의 자격이 없다. 책임자라면 보상문제를 떠나서 최소한 '진정성' 있는 사과라도 해야 하는 것 아닌가?

결론적으로, 코로나19 백신의 임신부에 대한 장기적인 안전성과 태아에 대한 안정성은 아직 검증되지 않았으므로 위중증률이 높다는 이유만으로 임신부에게 백신 접종을 권하거나 강요해서는 안 된다. 그것은 안전성 이전에, '엄마의 마음'을 무시하는 짓이다.

15
백신 접종 한일 비교

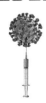

　최근 들어 우리나라는 코로나19 확진자와 사망자가 계속 증가하는 추세인데 옆 나라 일본은 둘다 감소하는 추세라고 한다. 이게 사실일까? 사실이라면 이유가 무엇일까? .

　[그림 32]에서 한국과 일본의 코로나 상황을 비교해보면 2021년 여름까지는 우리나라가 일본보다 확진자도 적었고 사망자도 적었다. 2021년 여름에 일본은 우리보다 확진자가 월등하게 많았는데 도쿄 올림픽의 영향으로 생각된다. 그런데 2021년 10월 말부터 상황이 역전되어 현재 우리나라와 일본은 완전히 극과 극이다.

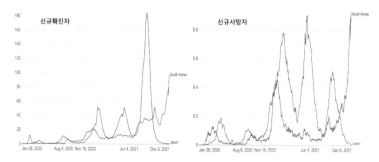

[그림 32] 인구 백만 명당 코로나19 신규 확진자(왼쪽)와 사망자(오른쪽) 한일 비교
(Our world in data '21. 12 .6)

두 나라의 공통점은 첫째, 마스크 착용에 열심이다. 방역당국이 마스크 착용을 강조하고, 정부 지침에 대한 국민들의 순응도가 높기 때문이다. 둘째, 동북 아시아에 속해 있으므로 감기 코로나 바이러스에 의한 교차면역이 비슷하게 작용할 가능성이 높다.

차이점은 일본이 우리보다 노인인구가 더 많다. 전 세계 최고 수준이다. 코로나19는 주로 노인과 기저질환자의 질병이므로 일본이 우리보다 불리한 셈이다. 그래서 얼마 전까지는 두 나라의 코로나 상황이 이런 공통점과 차이점을 잘 반영했었다. 그런데 어째서 갑자기 이렇게 달라진 것일까?

지금부터 백신 접종 시기, 접종 완료율, PCR검사 대상과 역학조사 범위, 접종한 백신 종류 등을 비교해보자.

코로나19 백신 접종 시기와 접종 완료율은 비슷하다[그림 33]. 우리는 2월 말, 일본은 3월 중순부터 접종을 시작했으니 비슷하다고 볼 수 있고 5월 초까지는 둘 다 접종 완료율이 1퍼센트 미만이었다. 6월 중순부터 일본이 앞섰으나 10월 말부터는 우리가 약간 더 높다. 2021년 12월 6일 기준으로 접종 완료율은 한국 80.8퍼센트, 일본 77.6퍼센트다. 또한, 앞에서도 말했듯이 한국과 일본의 백신 접종 거부율은 약 13퍼센트로 OECD국가 중 가장 낮다[그림 11].

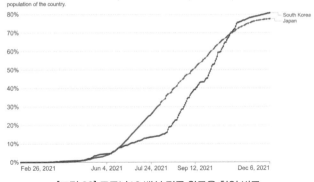

[그림 33] 코로나19 백신 접종 완료율 한일 비교
(Our world in data '21. 12 .6)

일본은 유증상자를 대상으로 PCR검사를 하다가 2021년 4월부터 검사대상을 변경했다. 일단 의심증상 있어야 하고, 확진자와 접촉력이 있어야 검사를 받을 수 있다(symptom & key group). 그런데

검사비가 유료이고 꽤 비싸다고 한다. 반면에 우리나라는 2020년 12월 16일부터 증상이나 접촉 여부에 상관없이 자유롭게 PCR검사를 받을 수 있으며(open public testing) 검사비는 전액 무료다.

역학조사 범위도 다르다. 우리는 코로나 사태 내내 접촉자의 동선을 추적하고 관리하는 통제형(=전체주의적) 방역을 하고 있다. 방역당국이, 자연감염과 전파를 철저하게 차단하겠다는 실현 불가능한 목표를 갖고 있기 때문이다. 반면에 일본은 2021년 8월 중순부터 방침을 변경하여 역학조사를 느슨하게 하고 있다. 백신 접종 완료율이 50퍼센트를 넘었으므로 자연감염에 노출되는 것을 어느 정도 방치 내지는 허용하는 방임형 방역으로 전환한 것이다.

백신 종류도 다르다[그림 34]. 일본은 일본은 2020년에 아스트라제네카 백신 6천만 명분과 모더나 백신 2천만 명분을 확보했지만 안전성을 이유로 아스트라제네카 백신의 사용을 승인하지 않았다. 그래서 mRNA 백신만 접종하고 있는데 화이자가 압도적으로 많고 일부는 모더나다. 반면에 우리는 아스트라제네카 백신의 비율이 높다. [그림 34]은 2021년 12월 기준이어서 화이자가 절반 정도, 아스트라제네카가 1/4 정도인데 일본과 같은 시기인 8월 초에는 화이자와 아스트라제네카가 반반 정도였다.

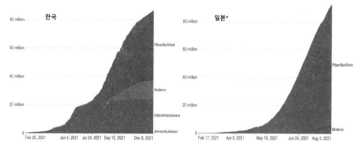

* 일본은 2021년 8월 이후로 our world in data에 백신 종류를 업데이트하지 않음
[그림 34] 코로나19 백신 종류 한일 비교(Our world in data '21.12.6.)

　2021년 6월 23일 일본 후생노동성이 백신 접종 후 사망사례를 발표했다(석간 후지 2021. 7. 6). 일본에서 2월 17일부터 6월 18일까지 백신 접종 후 사망사례는 355명(약 0.0014퍼센트)이었는데 사망률이 우리나라(0.0022퍼센트; 398명)의 2/3 수준이다. 같은 동양인이고, 고령인구는 일본이 오히려 많은데 왜 우리가 일본보다 백신 접종 관련 사망률이 더 높을까? 세부자료가 없어서 단정지을 수는 없지만 우리와 일본의 가장 큰 차이는 백신 종류라고 생각된다. 그 당시 기준으로 우리는 화이자 백신과 아스트라제네카 백신을 주로 접종한 반면, 일본은 거의 전부 화이자 백신을 접종했기 때문이다. 또한, 앞에서도 말했듯이 우리나라는 접종간격을 제대로 지키지 않았고 교차접종을 많이 했는데 이런 점들도 영향이 있을 것이다.

결론적으로, 2021년 10월 말부터 코로나19 확진자와 사망자가 급증하고 있는데 이웃 나라 일본은 전혀 그렇지 않다. 두 나라의 백신 접종 시기와 접종 완료율은 비슷하지만 PCR검사 대상, 역학 조사 범위, 접종한 백신 종류는 차이가 있다.

우리나라의 확진자 증가는 PCR검사 대상과 역학조사 범위와 관련이 있다고 생각된다. 아마 방역당국은 그게 아니라 단계적 일상회복이 원인이라고 주장하겠지만 앞에서 이야기했듯이 단계적 일상회복을 시작하기 전인 10월 하순부터 이미 확진자가 증가하고 있었다. 사망자의 증가는 백신 종류 및 접종 내용과 관련이 있는 것 같다. 또한, 일본은 방임형 방역을 통해서 자연감염에 많이 노출되어 자연면역을 얻은 비율이 우리보다 높을 것으로 생각된다. 사망자의 증가는 백신 종류 및 접종 내용과 관련이 있는 것 같다. 그리고, 2021년 6월 기준으로 백신 접종 후 사망률이 우리가 1/3 정도 더 높았는데 이것도 백신 종류와 관련이 있다고 생각된다.

코로나 사태는 아직 진행 중이지만 2021년 12월 현재 백신 접종 한일전은 한국의 완패다. 그런데, 평소에 일본을 극도로 적대시하면서 일본에게 지면 분해서 어쩔 줄 모르는 이들이 어쩐 일인지 매우 조용하다.

16
부스터가 필요해?

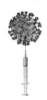

앞에서 B세포가 항체를 만들기 위해서는 T세포의 도움(helper T cell)이 반드시 필요하다고 설명했다[그림 7]. 이것은 백신을 통한 인공면역이든, 감염을 통한 자연면역이든 동일하다.

대부분의 사람들은 '백신=항체'라고 생각한다. 그런데 백신 접종의 의미는 항체를 미리 만들어서 적의 침입을 미리 대비하는 것도 있지만, T세포를 미리 '훈련'시킨다는 점이 훨씬 더 중요하다. 왜냐면 시간이 지나면 항체는 감소하고 심지어 소실될 수도 있지만, 기억 T세포(memory T cell)는 훈련 내용을 기억한 상태로 거의 영구적으로 남아있기 때문이다. 그래서 나이가 들면서 산전수전다 겪은 기억 T세포가 차곡차곡 쌓이게 된다[그림 8]. 기억 T세포의 역할은 백신을 통한 인공면역이든, 감염을 통한 자연면역이든 동일하다.

대부분의 사람은 추가 접종이 필요하지 않다

질병청은 코로나19 백신의 효과로 항체만 강조하면서, 시간에 경과함에 따라 항체가 감소하니 추가 접종이 필요하다고 주장하는데 그것은 절반만 사실이다. 면역이 낮아서 항체를 제대로 만들지 못한 사람들에게는 추가 접종이 필요할 수 있지만, 모든 사람이 추가 접종을 맞을 필요는 없다.

백신 접종 후 시간에 경과함에 따라 항체가 줄거나 소실되더라도 기억 T세포(memory T cell)의 활약으로 짧은 시간 내에 항체를 다시 만들 수 있다. 적이 처음 쳐들어오면 항체를 만들어내는 데 3~4일이 걸리지만, 기억 T세포가 있으면 잠자는 B세포를 깨워서 예전에 만들었던 그 항체를 다시 만드는데 하루 정도면 충분하다. 설령 변이 바이러스가 쳐들어온다 하더라도 바이러스 전체가 아니라 아주 미세한 일부에만 변이가 일어나므로(point mutation) 기억 T세포가 그 놈을 기억해내는 데는 별 문제가 없다.

질병청은 후천성 면역체계의 중요한 한 축인 T세포를 완전히 투명인간 취급하고 있다. 마치 우리의 면역체계가 B세포와 항체뿐인 것처럼 말하고 있는데 이것은 거의 사기 수준이라고 생각한다. 게다가 인체의 반응은 매우 다양해서 어떤 사람은 6개월만에 항체가 거의 없어졌더라도 어떤 사람은 여전히 충분한 수준일 수도 있는데 이런 개인차를 전혀 고려하지 않고 '평등'하게 추가 접종을 시행하는 것은 잘못된 것이다.

문제는, 국내에서 시행하는 코로나19 항체검사는 백신 접종으로 생긴 항체(S 단백 항체)를 검출하지 못한다는 것이다. 백신 접종 후에 항체가 생겼는지, 시간이 지나서 항체가 줄었는지, 완전히 없어졌는지 알 방법이 없다. 그런데도 방역당국은 전 국민에게 '닥치고' 추가 접종을 강제하고 있다.

코로나19에 이미 걸렸던 사람은 백신을 맞을 필요가 없다

이미 코로나에 걸려서 항체가 생긴 사람은 백신이나 추가 접종이 필요 없다. 왜냐면 감염에 의해 만들어진 자연면역은 백신으로 만들어진 인공면역보다 훨씬 더 강력하기 때문이다. 코로나에 걸려서 상기도 감염 정도로 가볍게 끝난 사람은 항체가 만들어지지 않았더라도 굳이 백신이나 추가 접종이 필요하지 않다. 왜냐면 그 사람은 면역상태가 우수하므로 백신의 도움이 없어도 선천성 면역만으로 재침입을 충분히 물리칠 수 있기 때문이다.

인공면역(백신)과 자연면역(감염) 모두 항체를 만들어 내지만 정보의 다양성에서 큰 차이가 있다. 예를 들어 인공면역은 어떤 사람의 신분을 확인할 때 주민등록증(=돌기단백질)만 확인하는 거라면, 자연면역은 주민등록증 외에 운전면허증(=바이러스 껍질), 여권(=뉴클레오캡시드), 사원증(=지질나노입자), 명함(=기질) 등을 모두 확인하는 셈이다. 나중에 그 사람이 옷을 갈아입거나, 머리 모양을 바꾸거나, 안경을 쓰고 다시 찾아왔을 때 주민등록증 하나만 보고 확인하는 것보다 주민등록증, 운전면허증, 여권, 사원증, 명함을 모두 확인하는 것이 더 정확하다. 즉, 자연면역은 인공면역보다 더 우수하고 더 강력하고 더 오래 지속된다. 최소한, 자연면역은 인공면역보다 열등하지 않다. 그러므로 코로나에 걸렸던 사람은 특히 항체가 생긴 사람은 백신이나 추가 접종이 필요하지 않다.

결론적으로, 백신 접종의 목적은 항체를 미리 생성하는 것과 T세포를 훈련하는 것이다. 시간이 지나서 항체가 감소해도 적이 다시 쳐들어오면 기억 T세포가 잠자는 B세포를 깨워서 항체를 다시 만들 수 있다. 그러므로 대부분의 사람들은 굳이 추가 접종이 필요하지 않다. 또한, 감염으로 생긴 자연면역은 백신으로 생긴 인공면역보다 더 우수하기 때문에 코로나에 이미 걸려서 항체가 생긴 사람도 굳이 백신이나 추가 접종을 받을 필요가 없다.

17
단계적 일상회복의 문제점

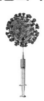

코로나19 백신 접종을 시작하면서 방역당국은 접종 완료율이 70퍼센트를 넘으면 일상으로 돌아간다고 했었다. 당연히 국민들은 위드 코로나를 기대했다.

독감이 유행한다고 해서 전 국민이 마스크를 쓰거나, 학교를 닫거나, 생계활동을 제한하거나, 실내 행사와 사적인 모임을 제한하거나, 집회나 예배를 금지한 적은 없었다. 독감에 걸리지 않도록 조금 더 신경 쓰고, 걸린 사람은 마스크 쓰고 돌아다니고 그렇게 살았다. 매년 가을에 65세 이상 노인에게 독감 예방접종을 했지만 맞고 싶은 사람만 맞았다. 그런 '위드 플루'처럼 국민들은 '위드 코로나'를 기대했었다.

그리고 방역당국은 백신을 맞으면 감염이 예방되고 집단면역이 형성된다고 했었다. 그러나 접종 완료율이 75퍼센트를 넘었을 때 방역당국이 실제로 제시한 것은 위드 코로나가 아닌 단계적 일상회복이었다[그림 35].

단계적 일상회복 이행계획 발표
단계적 · 점진적, 포용적, 국민과 함께하는 일상회복 추진

- 중증·사망 발생 억제를 목적으로, 접종 완료자 중심의 단계적
일상 회복 추진 및 미접종자·취약계층 보호 -
- 실내외 마스크 착용, 전자출입명부(QR코드) 인증 등 일상 속 실천 강화 -

[그림 35] 단계적 일상회복 이행계획 발표 보도참고자료 첫 페이지(보건복지부 '21. 10. 29)

□ **집단 면역을 통한 코로나19 종식이 어려운** 가운데, 일상 회복 과정에서 미접종자·고령층 중심의 재확산을 방지할 필요가 있다.

○ 조기에 높은 접종률을 달성한 **싱가포르**(78%), **이스라엘**(65%) 등이 미접종자·돌파감염 등 재확산으로 방역조치를 강화한 사례를 볼 때,

  * 싱가포르는 사적모임 인원 5명→2명으로 강화, 이스라엘은 그린패스 재가동

○ 피로감이 높고 일상회복 기대가 큰 상황이나 **방역 완화**로 인한 지나친 긴장감의 완화와 유행의 확산을 주의할 필요가 있다.

[그림 36] 집단면역을 통한 코로나19 종식이 어려움

(단계적 일상회복 이행계획 발표 7/99쪽. 보건복지부 '21. 10. 29)

단계적 일상회복은 위드 코로나와 같은 말이 아니다. 위험을 무릅쓰고 백신을 맞았지만 감염 예방 효과는 없었고, 집단면역도 형성되지 않았다. 질병청은 집단면역에 실패했음을 스스로 인정했다[그림 36]. 그러나 아무도 책임지거나 사과하지 않았다.

접종 완료자만 일상회복하는 것은 일상이 아니다. 실내뿐만 아니라 실외에서도 마스크를 써야 하고, 음식을 먹거나 음료를 마시는 모든 장소에서 QR코드를 찍어야 하고, 사람 간 1미터 간격을 유지해야 하는 것은 일상이 아니다. 게다가 방역당국은 비대면 활동의 비중을 높이도록 국민들의 행동양식을 변화시키겠다고 한다. 전자 감시를 하겠다는 문장도 있다. 그것이 뉴 노말(new normal)이란다. '정상'이라 함은 보편타당한 어떤 '기준'이 있어야 하는데 기준을 바꿔놓고 지금부터는 이것이 정상이라고 주장하는 것은 궤변이다.

접종 완료자 중심의 단계적 일상회복은 전혀 근거가 없다. 접종 완료자나 비접종자나 코로나에 걸리거나 타인에게 전파하는 것은 차이가 없는데 접종 완료자는 자유롭게 돌아다녀도 되고 비접종자는 모든 행동에 제약을 받아야 한다면 이것은 명백한 차별이자, 사실상 강제 접종이다. 처음에 방역당국은 '단계적'이나 '접종 완료자 중심'이라는 말을 전혀 하지 않았는데 이제 와서 다른 이야기를 하면서 스스로 국민의 신뢰를 무너뜨리고 있다.

1. 단계적 거리두기 개편 기본방향

구분	1차 개편	2차 개편	3차 개편
방향	생업시설 운영제한 완화	대규모 행사 허용	사적모임 제한 해제
전환 기준	① 예방접종완료율 (1차 70%, 2차 80%) ② 중환자실·입원병상 여력 (>40%) ③ 주간 중증환자·사망자 발생 규모 ④ 유행 규모(확진자 수), 재생산지수 등을 종합적으로 평가		

2. 기본 방역수칙 유지

• 실내 마스크, 전자출입명부(QR코드) 또는 안심콜 등 핵심수칙 의무화
• 방역수칙 게시, 손씻기 및 손소독제 비치·사용, 주기적 소독 및 환기, 사람 간 1m 간격 유지 등 시설별·업종별 방역수칙 유지

3. 병원 입원 및 시설 격리 방식에서 재택치료 중심으로 전환

[그림 37] 단계적 일상회복 추진 방향(보건복지부'21. 10. 29)

방역당국이 말하는 단계적 일상회복은 크게 3가지다. 거리두기 개편, 기본 방역수칙 유지, 그리고 재택치료로 전환하는 것이다[그림 37]. 접종률 70퍼센트를 완료하면 일상으로 돌아간다고 해놓고는, 그 '일상'이라는 것을 방역당국이 마음대로 정의하고 그것을 무려 99페이지에 걸쳐서 설명하고 있다. 이건 '일상'이 아니라 '통제'다. 국민의 자율은 전혀 고려하지 않고 있다.

단계적 일상회복 1단계가 그 전의 방역단계와 다른 점은 자영업자들이 장사할 수 있게 영업시간을 풀어준 것이다. 그 외에는 별로 달라진 것이 없는데 국민들은 이것도 감지덕지하고 있다. 이런 것이 바로 디스토피아(dystopia)다. 쌀밥에 고깃국을 매일 먹으면 맛이 있는지 없는지 무덤덤하지만, 1년 내내 쫄쫄 굶다가 누구 생일이라고 보리밥에 숭늉만 줘도 완전 꿀맛인 것과 마찬가지다. 모든 것을 억압하고 통제하다가 아주 조금만 자유를 허용해도 국민들이 무한한 행복과 감사를 느끼게 되는 것, 그것이 바로 디스토피아고, 길들여진다는 것이다. 우리는 지금 서서히 디스토피아에 길들여지는 중이다.

확진자의 가족이 백신 접종을 완료해도 확진자와 같이 자가격리하라는 것은 코로나19 백신이 감염을 예방하지 못한다는 것을 스스로 인정한 것이나 다름없다. 재택치료자들을 위한 응급연락체계도 부실해 보인다. 특히, 원격의료를 이용하여 재택치료자들의 상태를 파악하고 모니터링하겠다는 발상은 보건복지부 공무원들이 급성기 질환과 만성기 질환을 구분할 줄 모른다는 뜻이다.

코로나19는 급성기 질환이고, 원격의료는 상태가 안정적인 만

성질환자를 대상으로 하는 것인데 원격의료로 코로나19 환자를 보겠다니 번지수가 완전히 틀렸다. 그리고 원격의료는 의사와 환자 간에 이루어지는 것이 아니라, 의사와 방문간호사 간에 이루어지는 것인데 갑자기 어디에서 방문간호사를 조달하겠다는 것인지 보건복지부 공무원들의 뜬구름 잡는 소리에 어안이 벙벙할 지경이다.

질병청, 보건복지부, 방역당국은 거의 아무런 준비도 없이 그냥 날짜에 맞춰서 단계적 일상회복을 '감행'했다. 국민들이 그렇게도 원했던 대망의 위드 코로나를 앞두고 이런 식으로 사전 정지작업을 거의 하지 않았다는 것은, 한다고 했으니 하기는 하는데 흉내만 내다가 다시 원래대로 돌아가려는 속셈이다.

기억을 복기해보자. 2020년 광복절 집회 당일 확진자가 폭증했다. 방역당국은 집회 때문이라고 주장했지만 이는 잠복기를 무시하는 것이었고, 사실은 이미 8월 12일부터 확진자가 증가하고 있었다. 지금 질병청은 11월 1일부터 단계적 일상회복을 시행하느라 확진자가 증가하는 것처럼 호도하고 있지만 사실은 10월 하순부터 이미 증가하고 있었다. 2차 유행 때 광화문의 애국시민을 살인자로 몰았듯이, 지금은 비접종자를 집단면역 방해자로 취급하고 있다. 자신들의 실책이 드러나지 않도록 국민들을 편가르기 해서 시선을 돌리는 것이다.

종교활동도 편가르기를 했다. 미접종자를 포함하면 50퍼센트밖에 못 모이지만 접종 완료자만 모이면 인원제한이 없다. 그래서 백신 미접종자는 예배에 참석하지 말라고 하는 교회도 있다고 한다. 그리고 소모임은 해도 되지만 음식은 먹지 말고, 예배는 드려도 되지만 통성기도는 금지라고 한다. 식당(위험도 2그룹)에서 칸막이 치고 음식 먹는 건 괜찮지만, 교회(위험도 1그룹)에서 칸막이 치고 음식 먹는 건 안 된다. 종교활동을 유흥시설과 동급(1그룹)의 고위험 기관으로 분류한 것도 황당하지만 1그룹 내에서도 교회를 차별하고 있다. 노래방에 가서 마스크 쓰고 노래하거나 클럽에 가서 춤추는 것은 되지만 마스크 쓰고 통성기도 하는 것은 안 된다. 이처럼 예배의 형식까지 간섭하는 것은 명백한 정교분리 위반이다.

웃기는 것은, 1차 접종 후 아나필락시스 등 중대한 이상 반응이 나타나서 접종이 어려운 사람(=의학적 사유로 백신 접종이 면제된 사람)은 노래연습장, 실내 체육시설, 목욕탕에 가도 된다고 허용하고 있지만 그것을 백신 접종 관련 이상 반응으로 인정하지는 않는다.

결론적으로, 단계적 일상회복은 위드 코로나와 동일하지 않고, 위드 코로나의 전 단계도 아니다. 그들이 원하는 '일상'은 통제와 감시가 일상화되는 것이며, 비대면 활동이 일상화되는 것이다. 시늉만 하다가 확진자 증가를 핑계로 그 전으로 되돌아가려는 것이다. 그럴 줄 처음부터 이미 짐작하고 있었는데 이 글을 쓰고 있는 12월 초 현재 2단계가 유보되었다.

18
저들의 계획

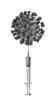

　최근 들어 언론은 코로나19 확진자가 증가해서 병상이 부족하다고 가열차게 떠들고 있다. 질병청은 병상가동률이 아직 여유가 있다며 의연한 척하면서도 은근히 병상 부족에 대한 위기의식을 조장한다. '코로나 병상 부족!'이라는 프레임에 귀에 못이 박힐 정도다. 완전히 틀린 말은 아니지만 빙산의 일각만 앵무새처럼 반복할 뿐, 수면 아래의 문제에 대해서는 아무도 관심이 없다.

　그런데, 알고 있는지? 대한민국은 OECD국가 중 병상 수가 가장 많은 나라에 속한다. [표 16]은 2018년 자료이지만 우리는 총병상 수와 급성기 병상 수가 일본 다음으로 많고, 장기 병상 수와 특히 노인 인구 대비 장기 병상 수는 OECD 1등이다(OECD 평균의 8배와 10배). 참고로, 코로나19 환자들은 급성기 병상에 입원해야 하고, 상급종합병원 등 대부분의 큰 병원도 급성기 병상에 해당된다. 장기 병상은 요양병원, 재활병원, 정신병원 등이 해당된다.

[표 16] 한국과 OECD 국가의 병상 수 비교(2019)

	한국	OECD 평균	OECD 최고	OECD 최저
총 병상 수(인구 천명당)	12.27 (2위)	4.73	13.05 (일본)	1.38 (멕시코)
급성기 병상 수	7.14 (2위)	3.59	7.79 (일본)	1.38 (멕시코)
장기 병상 수	5.05(1위)	0.63	5.05 (한국)	0.0 (독일 등)
노인 대비 장기 병상 수	36.71 (1위)	3.63	36.71 (한국)	0.0 (독일 등)

출처: 연세대학교 보건정책 및 관리연구소

2019년 자료에 의하면 한국은 총 병상 수가 증가했지만, 일본과 OECD 평균은 12.8과 4.4로 총 병상 수가 감소했다(보건복지부. '21. 9. 9). 2014년과 비교하며 총 병상 수가 증가한 것은 5개국에 불과한데 한국(11.6→12.4), 콜롬비아(1.6,→1.7), 아일랜드(2.6→2.9), 포르투갈(3.3→3.5), 터키(2.7→2.9)다. 병상 수가 증가한 다른 나라들은 우리에 비하면 매우 적은 수준이다.

그런데, 필자가 아는 것만 해도 2018년 이후 은평성모병원 (2019년 4월), 용인 세브란스병원(2020년 3월), 의정부 을지대학병원

(2021년 3월)이 개원했다. 앞으로 광명 중앙대병원(2022년 3월), 시흥 서울대병원(2026년), 송도 세브란스병원(2026년), 청라 서울아산병원(2027년)이 개원할 예정이다. 게다가 문재인 정부는 병상이 부족하다며 권역마다 감염병전담병원(공공병원)을 신설할 계획이다.

독자들은 궁금할 것이다. 우리나라에 병상이 이렇게 많은데 왜 코로나19 환자들이 입원할 병상은 없는지? 우리보다 확진자가 훨씬 더 많은 유럽과 미국은 우리보다 한참 더 적은 병상 수로 어떻게 버티는지? 코로나19 치명률이 낮은 국가들은 병상 수가 많은지? 병상 수가 늘어나면 코로나 치명률이 감소하는지? 그 질문들에 대한 답은 다음과 같다.

첫째, 인구 대비 병상 수가 전 세계에서 두 번째로 많은데 코로나19 환자들이 갈 데가 없는 이유는 2000년에 제정된 '공공보건의료에 관한 법률' 때문이다. 이 법률에 의해서 공공설립병원과 민간설립병원은 공식적으로, 완전히 다른 대우를 받고 있다. 현재의 상황은 지난 20년 동안 민간병원을 차별해온 결과가 누적된 것이다.

약 90퍼센트를 차지하는 민간설립병원은 약 10퍼센트를 차지하는 공공설립병원과 동일하게 건강보험서비스를 제공함에도 불구하고 이제까지 정부가 별다른 지원을 하지 않았다. 맹장수술을 서울대병원에서 받으면 공공의료고, 세브란스병원에서 받으면 민간의료인가? 코로나환자가 서울의료원에 입원하면 공공의료고 한양대병원에 입원하면 민간의료인가? 당연히 아니다. 그런데도 2000년 이후부터 정부는 민간설립병원을 계속 차별해왔다. 그 결과, 정부가 '내 삶을 책임지는' 공공설립병원은 정부가 마음대로 이래라 저래라 할 수 있지만, '내 삶을 스스로 책임지는' 민간설립병원에게는 그렇게 하지 못하는 것이다. 정부는 둘을 차별하지 말았어야 했다.

그런데 문제는, 과거는 그랬다 치더라도 현재에도 같은 실수(?)를 반복하고 있다는 것이다. 1차 유행 때 대구동산병원은 민간병원임에도 불구하고 자발적으로 병원 건물을 통째로 코로나전담병원으로 내놓았다. 대구동산병원이 아니었으면 1차 유행의 수습은 훨씬 더 힘들었을 것이다.

그런데도 정부는 대구동산병원의 재정손실을 제대로, 적시에 보상하지 않았다. 필자의 생각에는, 이를 지켜본 전국의 30여 개 사립대학병원들이 그 후로 몸을 사리게 된 것이 아닌가 한다. 정부의 이런 행위가 지난 20년의 경험에 더해져서 현재의 상황에 이르게 된 것이다. 앞뒤 재지 않고 사심없이 헌신했는데 팽 당한다면 수 천명이나 되는 직원들 월급을 자력으로 매달 지급해야 하는 민간병원 입장에서는 몸을 사릴 수밖에 없다.

정부는 1차 유행이 수습된 후 대구동산병원에게 충분히, 적시에 보상을 했어야 했다. 그랬더라면 병상 확보문제가 지금처럼 어렵지는 않았을 것이다. 그런데 사태를 이렇게 만들어 놓고 누구 하나 책임지는 인간이 없다. 그래서 다들 철밥통 공무원이 되려고 용을 쓰나 보다.

필자는 '공공보건의료에 관한 법률'이야말로 대한민국 의료제도를 망치는 만악의 근원이라고 생각한다. 자세한 내용은 '공공의료라는 파랑새' 책의 '공공의료=건강보험의료'를 참고하기 바란다.

둘째, 모든 확진자를 입원시켜야 한다는 전제가 잘못되었다. 코로나19는 메르스와 달리 상당수가 무증상이거나 경증이기 때문에 해열제 외에는 별다른 치료가 필요하지 않은 경우가 거의 대부분이다. 그러므로 증상이 심한 환자들만 입원하면 되고, 상태가 나빠진 환자들이 적시에 중환자 치료를 받을 수 있으면 된다. 유럽과 미국은 그런 식으로 했기 때문에 우리보다 훨씬 더 적은 병상 수를 가지고도 의료붕괴 없이 버티고 있는 것이다. 과연 그렇게 해도 되는지 추가 설명이 필요하거나, 코로나19 확진자들의 임상경과가 궁금한 독자들은 '코로나는 살아있다' 책의 '임상양상과 치료방향'과 '국내 최초 생활치료센터의 경험'을 참고하기 바란다.

1차 유행 때 병원 입원 대신 생활치료센터 입소를 고안한 것(=메르스 매뉴얼을 버린 것)은 신의 한 수였다. 생활치료센터와 대구동산병원이 없었더라면 대구는 의료붕괴 사태를 겪었을지도 모른다. 그런데 지금은 생활치료센터에서 감당할 수가 없을 정도로 확진자가 많다. 사실, 생활치료센터에서 해주는 것이 그리 대단한(?) 치료도 아니고, 요즘은 한 방에 두세 명씩 같이 지내기 때문에 사실상 제대로 된 격리라고 할 수도 없다. 다른 나라들은 생활치료센터가 아예 없고 증상이 심하지 않으면 집에 있으면서 외래를 방문하여 치료를 받는다. 그러므로 우리도 이제는 다른 나라들처럼 재택치료와 외래진료로 전환하는 것이 맞다.

그런데 문제는, 방역당국이 그동안 계속 격리병실 입원 내지는 생활치료센터 입소를 강조해왔기 때문에 의료기관, 의료진, 국민들은 갑자기 달라진 방침이 혼란스럽고 불안하다. 어찌된 일인지 이번 정부는 국민들에게 희망과 용기를 주는 것이 아니라 절망과

좌절, 갈등과 불안만 안겨주고 있다.

셋째, 코로나19 치명률이 우리보다 낮은 국가 중에 병상 수가 우리보다 많은 나라는 하나도 없다[표 17]. OECD 평균보다 많은 나라도 전무하다. 즉, 코로나19 환자들을 살리는데 있어서 병상 수가 절대적인 필요조건이 아니다. 이것은 매우 중요한 개념이다.

[표 17] 코로나19 치명률과 의료자원: 병상, 의사, 간호사

국가	치명률 (Worldometer' 21.11.26.)	인구 천 명당 급성기병상 수 (OECD 2019)	인구 천 명당 임상의사 수 (OECD 2019)	인구 천 명당 임상간호사 수 (OECD 2019)
한국	0.79	7.1	2.5*	4.2
네델란드	0.76	2.6	3.7	10.7
핀란드	0.72	2.6	3.2 (2014)	10.2 (2014)
이스라엘	0.61	2.2	3.3	4.7
덴마크	0.61	2.5	4.2	10.1
노르웨이	0.41	3.1	5.0	17.9
뉴질랜드	0.36	2.5	3.4	9.8
아이슬란드	0.20	2.3	3.9	9.6
OECD 평균	1.55	4.4	3.6	7.9

* 한의사 포함

코로나19 치명률이 우리보다 낮은 나라들은 우리보다 의사와 간호사가 많다[표 17]. OECD국가 중 우리보다 활동하는 의사 수

가 적은 나라는 폴란드와 멕시코뿐이다(둘 다 인구 천 명 당 2.4명). 우리 다음으로 적은 나라들은 일본(2.5명), 미국(2.6명), 캐나다(2.7명) 정도다. 그리고 활동하는 임상간호사 수가 우리보다 적은 나라는 멕시코(1.7), 그리스(2.0), 슬로베니아(3.8) 3개국뿐이다.

코로나 상황에서는 사실, 의사 부족보다 간호사 부족이 더 심각한 문제다. 왜냐면 입원환자는 '간호(의료서비스)'와 '간병(돌봄서비스)'이 모두 필요한데 격리병동에는 개인 간병인이나 가족 등이 들어갈 수 없기 때문에 간병업무도 간호사의 몫이기 때문이다. 레벨 D 방호복을 입으면 평소에 늘 하던 간호업무를 수행하는 것도 쉽지 않다. 그런데 간호사가 환자들의 식사, 용변, 기타 여러 가지 허드렛 일까지 다 해결해야 하니 얼마나 힘들겠나….

그렇다면 의사와 간호사를 늘리면 문제가 해결되는가? 답은 '아니다'. 자세한 내용은 '공공의료라는 파랑새' 책의 '의사 수는 적당한가', '의대 증원과 지역의사제' '공공의대(의전원)', '간호사 수와 처우는?'을 참고하기 바란다.

우리가 의사의 절대적인 숫자가 적은 것은 사실이다. 그러나 환자를 제대로 볼 수 있는 의사가 만들어지려면 13년 정도 걸린다. 그러므로 의사 수(=의대 정원)를 늘리는 것이 필요하더라도 의사가 증원될 때까지 13년동안 하늘만 쳐다보고 있을 수는 없다. 있는 숫자를 잘 활용하는 방법을 고민하고 제도를 개선해야 한다.

필자의 짐작으로는, 2~3년 정도 착실하게 준비하면 제도 개선이 가능할 것 같다. 다만, 정치인들과 보건복지부 공무원들이 그럴 의지가 없을 뿐이다. 제2차 세계대전 당시 영국의 처칠 수상은 취임 연설에서 국민들에게 피와 땀과 눈물만 요구하겠다고 말했지만 결국에는 승리를 안겨주었다. 반면에 지금 우리나라에는 공짜라며 국민들에게 사탕을 내미는 정치인들 밖에 없다. 달콤하다고 그걸 다 받아먹으면 결국 치아가 다 썩어서 밥도 제대로 못 먹고 죽게 될 것이다. 의대 정원을 포함하여 의료제도 개선에 대한 자세한 내용은 '공공의료라는 파랑새' 책의 '공급 확대보다 구조 개선 먼저'를 참고하기 바란다.

시간도 많이 걸리지만 의사 수 증원이 무조건 정답이 아닌 이유는 간호대학 증원의 선례에서 알 수 있다. 2000년대 중반까지 간호사 수가 약 20만 명이었는데, 간호사가 부족하다며 간호대학 입학정원을 확대하여 약 10년 만에 간호사 수가 두 배로 늘어났다. 그 결과 간호대학 졸업자는 OECD 평균보다 많지만(인구 천 명당 31.9명 vs. 40.5명), 활동하는 임상간호사는 OECD 평균의 절반 수준이다(인구 천 명당 7.9명 vs. 4.2명)[표 15]. 즉, 졸업한 간호사는 많지만 병원에서 일하는 간호사는 부족하다.

게다가 우리는 병상 수가 전 세계에서 두번째로 많으니 간호사 한 명이 보는 환자 수가 많을 수밖에 없다. 그러니 병원에서 일하는 간호사들이 얼마나 힘들겠는가? '태움'이 일어나지 않을 수 없는 상황이다. 선임들이 악질이어서 신규 간호사를 태우는 것이 아니라, 그렇게 하지 않으면 병동이 돌아가지 않고 까딱 실수하면 환자가 죽을 수도 있기 때문이다. 그런데도 사람들은 근본적인 문제 해결에는 관심이 없고, 가해자 처벌에만 골몰한다. 간호사 숫자 자체가 부족한 것이 아니라 경력 간호사들이 병원을 떠나는 것이 문제인데 병원을 만들고 병상 수를 늘리는 것에만 관심 있을 뿐, 우리의 자매이자 딸들이 소모품처럼 버려지는 근본 원인에는 관심이 없다.

게다가 민간병원이 더 늘어나고(수도권에), 경쟁하듯이 공공병원도 늘어나면(의료취약지역에) 간호사들이 과연 공공병원으로 갈까? 수도권에도 자리가 넘쳐나는데? 대체로 민간병원이 공공병원보다 처우도 더 좋은데? 코로나 사태를 지나는 동안 힘들어서 못 살겠다며 단체행동을 하는 간호사들은 거의 대부분 공공병원 소속이다.

결론적으로, 우리는 인구 대비 의사 수가 적고 활동하는 간호사 수는 더 적다. 열악한 상황에서 이 정도라도 버티고 있는 것은 간호사들이 영혼까지 갈아 넣은 덕분이라고 생각한다. 게다가 병상 수는 매우 많지만, 그동안의 비합리적인 민간설립병원 차별정책과 현재 진행형인 보건복지부의 무능함으로 인해 코로나 병상 확보에 실패하고 있다. (사실은 일부러 제대로 안 하고 있다) 그런데도 저들은 왜 간호사들이 가지도 않을 감염병전담병원 신설에 혈안이 되어 있을까?

국민 건강이나 의료정책 개선보다는 젯밥에 더 관심이 많기 때문이다. 병원 부지를 선정하고, 건설업체를 입찰하고, 각종 장비와 설비를 들여오는 과정에서 누구처럼 재미를 보려는 것이다. 거기에 더해서 좋은 자리에 본인들과 자식들이 갈 자리를 만드는 것, 국민들의 등에 빨대를 꽂아 진지를 구축하는 것이 저들의 계획이다. 자세한 내용은 '공공의료라는 파랑새' 책에서 '의료사회주의자들의 속셈'을 참고하기 바란다.

저들은 계획을 달성하기 위해서 국민들이 코로나 공포에 질려서 비명을 지를 때까지, 감염병전담병원이건 공공병원이건 공공의전원이건 원하는 대로 다 하라며 완전히 패닉 상태가 될 때까지 확진자 증가를 계속 강조하고, 코로나 병상 부족을 끊임없이 세뇌할 것이다.

감염병전담병원을 권역별로 만들어서 몇 년에 한번, 그것도 언제 올지 모르는 감염병 대유행을 위해서 병상을 모두 비워 놓고 기다린다? 그것은 세금 먹는 하마 그 자체다. 병원 건물이나 장비·시설을 방치하면 빨리 망가지게 되어있다. 의사와 간호사는 환자를 계속 진료하지 않으면 지식과 술기가 녹슬게 마련이다. 그런 병원에서 그런 의료진에게 생명을 맡기고 싶은 국민이 있을까?

감염병전담병원 신설이 아니라 있는 병상을 활용하는 것이 답이다. 병상을 원활하게 확보하려면 첫째, 민간설립병원을 차별하지 않으면 된다. 인천의료원에서 치료받는 코로나환자도 건강보험 적용을 받고, 순천향병원에서 치료받는 코로나환자도 동일하게 건강보험을 적용받는데 둘을 차별할 이유가 없다. 둘째, 기존 병상을 코로나 병상으로 활용(동원)하려면 일반병동의 경력 간호사를 코로나 격리병동에 투입해야 한다. 이를 위해서는 일반병동의 병상가동률을 줄여야 하며, 평소보다 병상가동률이 낮아도 병원이 평소처럼 운영되고 직원들 인건비를 줄 수 있도록 정부가 추가적인 지원을 해주면 된다.

국민들도 할 일이 있다. 우리나라는 외래 이용률과 병원 입원일
수가 OECD 1등이다. 그러니 정말 아픈 사람들만 의료기관을 이
용하자. 불필요한 닥터 쇼핑을 그만하자. 불필요한 의료이용을 줄
이면 내가 정말 아플 때 신속하게 치료받을 수 있다. 고혈압, 당뇨,
비만, 흡연은 코로나19 사망률을 높이는 위험요인이라는 것을 기
억하자. 운동하는 습관을 들이고 절주하고 금연하여 평소에 건강
관리에 힘쓰자. 이렇게 몸과 마음으로 노력한다면 저들이 우리의
등에 빨대를 꽂지 못 할 것이다. 저들이 위기를 조장하고 공포를
세뇌해도 의연하게 맞설 수 있을 것이다.

맺는 말

무엇을 할 것인가?

우리가 할 일은 손가락 운동이다. Exercise가 아니라 movement!

코로나19 백신 강제 접종의 부당함을 인터넷 댓글에도 쓰고, SNS에 해시태그도 달고, 유튜브 댓글에도 쓰자! 삼시 세끼 밥 먹듯이 최소한 하루에 세 번은 쓰자.

이를 위해서 '뇌송송 구멍탁' 같은 표어(?)나 광고 카피가 필요하다. 예를 들어

\# 코로나 백신 특검!

\# 비접종자 차별금지!

\# 백신을 맞지 않을 권리!

\# 그런데, 코로나 백신은?

\# 코백에 꼬물꼬물, 이거 실화냐?

\# 질병청의 코백 접종률은? 질병청은 코백 얼마나 맞았나?

\# 백신 접종의 자유, 신체의 자유, 양심의 자유, 선택의 자유

\# 코백을 맞았더니 이별이 찾아왔네 코백을 거부하니 왕따가 되었네

우리가 하지 말아야 하는 일은 자발적 PCR검사다

밀접접촉자가 아니고 코로나 의심증상이 없다면 일부러 또는 호기심에 PCR검사 받으러 가는 것을 중단하자. 임시선별검사소 보기를 돌같이 하자. 변이가 거듭될수록 무증상 감염이 증가하므로 검사를 많이 할수록 확진자가 증가한다.

위중증률이 2퍼센트일 때 확진자 천 명의 2퍼센트와 확진자 2천 명의 2퍼센트는 절대로 동일하지 않다. 우리나라는 OECD에서 두번째로 병상 수가 많지만 병원에서 일하는 간호사는 OECD 꼴찌다. 코로나 환자를 살리려면 의사도 필요하지만 간호사가 절대적으로 필요한데 경력 간호사가 매우 부족하다.

쓸데없는 PCR검사를 줄이면 확진자는 무조건 줄어들게 되어

있다. 확진자가 줄면 위중증 환자도 줄어든다. 그렇게 해야 코로나가 아닌 다른 중증 환자들이 적시에, 제대로 치료를 받을 수 있다.

짧고 굵게 살 것인가, 가늘고 길게 살 것인가?
사스, 메르스, 에볼라 등 병독성이 높았던 바이러스는 전자의 길을 갔다. 무증상 감염이 없고 병이 위중하므로 환자들은 모두 병원에 격리되었고 그중 상당수가 죽었기 때문에 바이러스가 널리 전파되지 못했다. 병독성이 모두 높은 바이러스는 결코 오래 가지 못한다. 그것이 자연의 섭리다.
그러나 코로나19 바이러스는 이미 작년 초부터 후자의 길로 가고 있다. GH 변이, 알파 변이, 베타 변이, 델타 변이, 오미크론 변이를 거치면서 일관되게 감염력은 강해지지만 병독성은 약해지는 방향으로 변하고 있다. 이것도 자연의 섭리다. 우리가 다양한 감기 바이러스, 독감 바이러스와 같이 살아왔듯이 코로나19 바이러스도 머지않아 그렇게 될 것이다. 그런 점에서 오미크론 변이는 성탄절 내지는 연말연시 선물이 될 것이다.

질병청은 코로나19의 끝을 잡고 어떻게든 불씨를 살려보려고 최후의 발악을 하고 있다. 오미크론 변이를 과장하면서 전체주의식 방역, 공안 방역으로 국민들을 통제하고, 묻지마 백신 접종을 강요하고 있다. 백신을 제 때 구해오지도 못한 인간들과, 백신이 급하지 않다고 떠들던 인간들이 언제 그랬냐는 듯이 '평등한' 백신 접종을 강제하고 있다.

치료제는 효과가 부작용보다 훨씬 크기 때문에 부작용의 위험을 감수할 수 있으나, 백신은 병에 걸리지 않은 건강한 사람들이 맞는 것이기 때문에 효과는 당연히 있어야 하고 안전성이 월등하게 높아야 한다. 그런데 코로나19 백신들은 신기술 백신이고, 세상에 나온 지 아직 1년밖에 안 된 신제품이라, 안전성과 효과성에 대한 검증이 미흡하다. 백신 접종 사망자와 중대한 이상 반응의 규모를 감안할 때 벌써 퇴출되었어야 정상이다. 그런데 퇴출은커녕 접종 대상자는 더 확대되고, 접종 간격은 더 짧아지고 있다. 우리나라를 포함해서 전 세계가 특정 회사를 위한 거대한 임상시험에 동원되고 있다.

코로나19 백신 접종 완료율이 80퍼센트를 넘었지만 확진자, 위중증 환자, 사망자가 계속 증가하고 있다. 그러면 기존 백신을 포기하고 새로 만들든지, 또는 최근의 변이를 반영하여 백신을 업그

레이드해야 하는데 그게 아니라 기존 백신을 더 자주 맞으라니 어이가 없다. 3회 접종이니 4회 접종이니, 6개월마다 접종이니 3개월마다 접종이니 하는 것은 임상시험을 하지도 않았다. 아무 근거가 없는 소리다.

안전성과 효과성이 검증된 백신이라도 강제 접종은 위헌인데, 제대로 검증되지 않은 백신을 백신패스라는 명목으로 사실상 강제하는 것은 자유민주주의사회에서는 절대 용납될 수 없다.

소아·청소년은 코로나19 위중증률과 치명률이 극히 낮으므로 백신이 필요하지도 않고 아무런 유익도 없다. 아직 알려지지 않은 장기적인 부작용의 위험만 남아있을 뿐이다. 아이들은 성인보다 코로나19에 덜 걸리고, 걸려도 위험하지 않다. 아이들이 어른들을 감염시키는 것이 아니라 그 반대다. 그런데도 어른들이 살자고 아이들을 방패로 삼는 것은 명백한 아동학대다.

아이들은 대한민국의 미래다. 불량 식품이나 유해환경으로부터 아이들을 지켜야 하듯이 안전성이 확보되지 않은 불량 백신으로부터 아이들을 지켜야 한다.

지금이라도 질병청은 회개하기 바란다. 정권을 위해서 부역하지 말고 국민들을 위해서 제대로 일하기 바란다. 근거없는 방역정책을 중단하라. 코로나 사망자의 연령대별 기저질환 여부를 공개하라. 코로나19 항체검사를 좀더 자주, 좀더 대규모로 시행하라. 코로나 사망자와 백신 접종 사망자를 직접 사망, 합병증에 의한 기저질환 악화, 우연한 사망으로 분류하라.

나치 독일의 모든 만행을 정당화했던 단 한마디는 "다 너의 안전을 위해서다"였다. 그러나 미국 건국의 아버지 중 한 명인 벤자민 프랭클린은 이렇게 말했다. "순간의 안전을 얻기 위해 근본적인 자유를 포기하는 자는 자유도 안전도 보장받을 자격이 없다"

미국의 보수주의에서 가장 중요한 인물 중 한 명인 배리 골드워터는 "우리가 무력함을 극복하겠다는 의지가 있다면 펜을 집어 들기만 해도 가치 있는 일이 이루어진다"는 말을 했다. 그래서 필자가 펜을 집어 들었다.

참고문헌

1. 국민건강영양조사 FACT SHEET. 질병청 2021;

2. 정부 "10세 미만 어린이 코로나 첫 사망". 세이프타임즈 2021.11.30.
   http://www.safetimes.co.kr/news/articleView.html?idxno=104052

3. 코로나 19 초등생 절반 무증상 환자·96%무증상 완치. 후생신보 2021.11.23.
   http://www.whosaeng.com/131898

4. 아동 대상 백신 임상실험, 윤리성 의심스러워. NTD Korea 2021. 11. 16.
   https://www.youtube.com/watch?v=KlU2WoYOHgo

5. Safety and Efficacy of the BNT162b2 mRNA Covid-19 Vaccine. N Engl J Med 2020;383:2603-15

6. Emergency Use Authorization (EUA) Amendment for an Unapproved Product Review Memorandum.
   https://www.fda.gov/media/148542/download

7. Covid-19: Researcher blows the whistle on data integrity issues in Pfizer's vaccine trial. BMJ 2021;375:n2635

8. FDA "화이자 백신 승인 문건 완전 공개 55년→75년" 연장 요청. 에포크타임스 코리아 2021. 12,. 9. https://kr.theepochtimes.com/fda-%ED%99%94%EC%9D%B4%EC%9E%90-%EB%B0%B1%EC%8B%A0-%EC%8A%B9%EC%9D%B8-%EB%AC%B8%EA%B1%B4-%EC %99%84%EC%A0%84-%EA%B3%B5%EA%B0%9C-55%EB%85%84%E2%86%9275%EB%85%84-%EC%97%B0%EC%9E%A5%EC%9A%94 EC%B2%AD_601798.html

9. 국민건강영양조사 소개. 질병관리청 국민건강영양조사.

    https://knhanes.kdca.go.kr/knhanes/sub01/sub01_02.do

10. 코로나19바이러스감염증-19 검사실 진단 지침 제5판. 대한진단검사의학회 2021.12.1.

11. COVID-19 항체검사, 항체종류 'S항체, N항체, 중화항체. 씨젠의료재단 2021. 11.30.

    https://blog.naver.com/seegenemedical/222582930345

12. 요양병원에서 발생된 코로나19 돌파감염 사례에 대한 중화항체 분석. 주간 건강과 질병제14권 제43호 2021. 10. 21.

13. 코로나19 항체검사 Q&A. 대한민국 정책브리핑. 2021.10.8.

    https://www.korea.kr/news/cardnewsView.do?newsId=148894156 &call_from=media_daum

14. 반복되는 의약품 무더기 판매중지… 왜? 데일리한국 2021.10.29.

    http://daily.hankooki.com/lpage/industry/202110/dh202110290 63007148390.htm

15. 고등학교 3학년 학생의 코로나19 예방접종 후 이상반응 발생 현황. 주간 건강과 질병 제14권 제40호 2021. 9. 30.

16. 2020년 사망원인통계. 통계청 2021. 9. 28.

17. 임신부의 중대한 건강문제 발생 현황: 임신부 대상 코로나19 예방접종 관련 중대한 건강문제에 대한 기저 발생통계. 주간 건강과 질병 제14권 제43호 2021. 10. 21.

18. Characteristics of Women of Reproductive Age with Laboratory-Confirmed SARS-CoV-2 Infection by Pregnancy Status - United States, January 22-June 7, 2020. MMWR 2020;26;69:769-775

19. OECD Health Statistics 2021 소책자. 보건복지부. 2021. 9. 9.
20. 백신 접종 후 350명이상 사망! 사망사례 리스트로 보는 위험요소는? 석간 후지. 2021. 7.6.
https://www.zakzak.co.jp/smp/soc/news/210706/dom21070 60008-s1.html

코로나19 일일현황:

신규 검사, 확진자, 위중증 환자, 사망자(2020. 1. 20~2021. 11. 28)

발표일	전체검사	의심검사	선별검사	전체확진	의심확진	선별확진	위중증	사망자
01.20.(월)			0	1	1	0		0
01.21.(화)			0	0	0	0		0
01.22.(수)			0	0	0	0		0
01.23.(목)			0	0	0	0		0
01.24.(금)			0	1	1	0		0
01.25.(토)	244	244	0	0	0	0		0
01.26.(일)			0	1	1	0		0
01.27.(월)			0	1	1	0		0
01.28.(화)			0	0	0	0		0
01.29.(수)			0	0	0	0		0
01.30.(목)			0	3	3	0		0
01.31.(금)			0	4	4	0		0
02.01.(토)	127	127	0	1	1	0		0
02.02.(일)	58	58	0	3	3	0		0
02.03.(월)	61	61	0	0	0	0		0
02.04.(화)	117	117	0	1	1	0		0
02.05.(수)	107	107	0	5	5	0		0
02.06.(목)	171	171	0	3	3	0		0
02.07.(금)	245	245	0	0	0	0		0
02.08.(토)	571	571	0	0	0	0		0
02.09.(일)	639	639	0	3	3	0		0
02.10.(월)	436	436	0	1	1	0		0
02.11.(화)	853	853	0	0	0	0		0
02.12.(수)	1445	1445	0	0	0	0		0
02.13.(목)	723	723	0	0	0	0		0
02.14.(금)	1,057	1,057	0	0	0	0		0
02.15.(토)	665	665	0	0	0	0		0
02.16.(일)	400	400	0	2	2	0		0
02.17.(월)	252	252	0	0	0	0		0

발표일	전체검사	의심검사	선별검사	전체확진	의심확진	선별확진	위중증	사망자
02.18.(화)	1,094	1,094	0	2	2	0		0
02.19.(수)	1,146	1,146	0	34	34	0		0
02.20.(목)	1750	1750	0	16	16	0		1
02.21.(금)	2655	2655	0	74	74	0		0
02.22.(토)	4,805	4,805	0	190	190	0		1
02.23.(일)	3,012	3,012	0	210	210	0		4
02.24.(월)	5,982	5,982	0	207	207	0		2
02.25.(화)	8,101	8,101	0	130	130	0		3
02.26.(수)	9,411	9,411	0	253	253	0		1
02.27.(목)	11,863	11,863	0	449	449	0		1
02.28.(금)	12,950	12,950	0	427	427	0		3
02.29.(토)	14,753	14,753	0	909	909	0		1
03.01.(일)	11,292	11,292	0	595	595	0		1
03.02.(월)	10,670	10,670	0	686	686	0		4
03.03.(화)	16,260	16,260	0	600	600	0		6
03.04.(수)	10,856	10,856	0	516	516	0		4
03.05.(목)	9,834	9,834	0	438	438	0		3
03.06.(금)	18,199	18,199	0	518	518	0		7
03.07.(토)	13,449	13,449	0	483	483	0		2
03.08.(일)	10,329	10,329	0	367	367	0		6
03.09.(월)	8,100	8,100	0	248	248	0		1
03.10.(화)	13,526	13,526	0	131	131	0		3
03.11.(수)	12,251	12,251	0	242	242	0		6
03.12.(목)	12,603	12,603	0	114	114	0		6
03.13.(금)	13,649	13,649	0	110	110	0		1
03.14.(토)	12,688	12,688	0	107	107	0		5
03.15.(일)	6,877	6,877	0	76	76	0		3
03.16.(월)	6,292	6,292	0	74	74	0		0
03.17.(화)	12,212	12,212	0	84	84	0		6
03.18.(수)	8,931	8,931	0	93	93	0		3
03.19.(목)	11,377	11,377	0	152	152	0		7
03.20.(금)	9,640	9,640	0	87	87	0		3
03.21.(토)	10,845	10,845	0	147	147	0		8
03.22.(일)	4,271	4,271	0	98	98	0		2
03.23.(월)	6,256	6,256	0	64	64	0		7

발표일	전체검사	의심검사	선별검사	전체확진	의심확진	선별확진	위중증	사망자
03.24.(화)	10,546	10,546	0	76	76	0		9
03.25.(수)	9,314	9,314	0	100	100	0		6
03.26.(목)	7,046	7,046	0	104	104	0		5
03.27.(금)	12,019	12,019	0	91	91	0		8
03.28.(토)	10,964	10,964	0	146	146	0		5
03.29.(일)	6,216	6,216	0	105	105	0		8
03.30.(월)	1,053	1,053	0	78	78	0	78	6
03.31.(화)	15,370	15,370	0	125	125	0	74	4
04.01.(수)	10,983	10,983	0	101	101	0	76	3
04.02.(목)	10,196	10,196	0	89	89	0	78	4
04.03.(금)	11,530	11,530	0	86	86	0	80	5
04.04.(토)	11,759	11,759	0	94	94	0	80	3
04.05.(일)	6,201	6,201	0	81	81	0	81	6
04.06.(월)	5,571	5,571	0	47	47	0	80	3
04.07.(화)	10,500	10,500	0	47	47	0	77	6
04.08.(수)	8,699	8,699	0	53	53	0	80	8
04.09.(목)	8,708	8,708	0	39	39	0	80	4
04.10.(금)	8,340	8,340	0	27	27	0	71	4
04.11.(토)	7,428	7,428	0	30	30	0	67	3
04.12.(일)	4,142	4,142	0	32	32	0	67	3
04.13.(월)	4,122	4,122	0	25	25	0	66	3
04.14.(화)	8,695	8,695	0	27	27	0	66	5
04.15.(수)	7,114	7,114	0	27	27	0	65	3
04.16.(목)	4,223	4,223	0	22	22	0	61	4
04.17.(금)	7,688	7,688	0	22	22	0	61	1
04.18.(토)	8,371	8,371	0	18	18	0	61	2
04.19.(일)	4,275	4,275	0	8	8	0	57	2
04.20.(월)	3,926	3,926	0	13	13	0	56	2
04.21.(화)	7,979	7,979	0	9	9	0	56	1
04.22.(수)	6,945	6,945	0	11	11	0	52	1
04.23.(목)	6,012	6,012	0	8	8	0	49	2
04.24.(금)	5,549	5,549	0	6	6	0	42	0
04.25.(토)	5,641	5,641	0	10	10	0	46	0
04.26.(일)	3,124	3,124	0	10	10	0	42	2
04.27.(월)	3,375	3,375	0	10	10	0	42	1

발표일	전체검사	의심검사	선별검사	전체확진	의심확진	선별확진	위중증	사망자
04.28.(화)	6,854	6,854	0	14	14	0	38	1
04.29.(수)	5,683	5,683	0	9	9	0	37	2
04.30.(목)	5,684	5,684	0	4	4	0	36	1
05.01.(금)	3,188	3,188	0	9	9	0	33	1
05.02.(토)	4,493	4,493	0	6	6	0	29	2
05.03.(일)	3,411	3,411	0	13	13	0	29	0
05.04.(월)	2,948	2,948	0	8	8	0	27	2
05.05.(화)	6,316	6,316	0	3	3	0	27	2
05.06.(수)	2,858	2,858	0	2	2	0	27	1
05.07.(목)	6,293	6,293	0	4	4	0	25	1
05.08.(금)	5,475	5,475	0	12	12	0	24	0
05.09.(토)	5,167	5,167	0	18	18	0	23	0
05.10.(일)	3,856	3,856	0	34	34	0	23	0
05.11.(월)	4,606	4,606	0	35	35	0	23	0
05.12.(화)	12,398	12,398	0	27	27	0	22	2
05.13.(수)	15,030	15,030	0	26	26	0	20	1
05.14.(목)	15,564	15,564	0	29	29	0	22	1
05.15.(금)	15,263	15,263	0	27	27	0	22	0
05.16.(토)	13,898	13,898	0	19	19	0	18	2
05.17.(일)	7,008	7,008	0	13	13	0	18	0
05.18.(월)	5,558	5,558	0	15	15	0	16	1
05.19.(화)	12,363	12,363	0	13	13	0	15	0
05.20.(수)	10,859	10,859	0	32	32	0	15	0
05.21.(목)	12,251	12,251	0	12	12	0	16	1
05.22.(금)	13,734	13,734	0	20	20	0	16	0
05.23.(토)	12,002	12,002	0	23	23	0	14	2
05.24.(일)	5,869	5,869	0	25	25	0	13	0
05.25.(월)	6,148	6,148	0	16	16	0	13	1
05.26.(화)	13,038	13,038	0	19	19	0	12	2
05.27.(수)	13,401	13,401	0	40	40	0	12	0
05.28.(목)	15,790	15,790	0	79	79	0	11	0
05.29.(금)	16,454	16,454	0	58	58	0	10	0
05.30.(토)	17,781	17,781	0	39	39	0	10	0
05.31.(일)	7,921	7,921	0	27	27	0	11	1
06.01.(월)	10,569	10,569	0	35	35	0	12	1

발표일	전체검사	의심검사	선별검사	전체확진	의심확진	선별확진	위중증	사망자
06.02.(화)	18,460	18,460	0	38	38	0	11	1
06.03.(수)	17,001	17,001	0	49	49	0	8	1
06.04.(목)	17,006	17,006	0	39	39	0	9	0
06.05.(금)	17,102	17,102	0	39	39	0	11	0
06.06.(토)	14,345	14,345	0	51	51	0	14	0
06.07.(일)	7,464	7,464	0	57	57	0	14	0
06.08.(월)	5,445	5,445	0	37	37	0	14	0
06.09.(화)	17,783	17,783	0	38	38	0	18	1
06.10.(수)	15,975	15,975	0	50	50	0	20	2
06.11.(목)	14,916	14,916	0	45	45	0	20	0
06.12.(금)	14,599	14,599	0	56	56	0	18	1
06.13.(토)	13,218	13,218	0	48	48	0	22	0
06.14.(일)	5,624	5,624	0	34	34	0	22	0
06.15.(월)	5,392	5,392	0	37	37	0	20	0
06.16.(화)	14,048	14,048	0	34	34	0	24	1
06.17.(수)	13,056	13,056	0	43	43	0	25	1
06.18.(목)	12,889	12,889	0	59	59	0	27	1
06.19.(금)	12,351	12,351	0	49	49	0	33	0
06.20.(토)	12,838	12,838	0	67	67	0	33	0
06.21.(일)	5,562	5,562	0	48	48	0	34	0
06.22.(월)	5,603	5,603	0	17	17	0	34	0
06.23.(화)	13,946	13,946	0	46	46	0	37	1
06.24.(수)	12,585	12,585	0	51	51	0	38	0
06.25.(목)	11,881	11,881	0	28	28	0	37	1
06.26.(금)	11,837	11,837	0	39	39	0	35	0
06.27.(토)	11,465	11,465	0	51	51	0	30	0
06.28.(일)	7,915	7,915	0	62	62	0	32	0
06.29.(월)	8,259	8,259	0	42	42	0	32	0
06.30.(화)	13,812	13,812	0	42	42	0	32	0
07.01.(수)	11,466	11,466	0	51	51	0	33	0
07.02.(목)	10,731	10,731	0	54	54	0	34	0
07.03.(금)	11,799	11,799	0	61	61	0	34	0
07.04.(토)	11,762	11,762	0	63	63	0	30	1
07.05.(일)	6,532	6,532	0	61	61	0	32	0
07.06.(월)	5,741	5,741	0	48	48	0	32	1

발표일	전체검사	의심검사	선별검사	전체확진	의심확진	선별확진	위중증	사망자
07.07.(화)	14,398	14,398	0	44	44	0	36	1
07.08.(수)	13,541	13,541	0	62	62	0	31	0
07.09.(목)	12,037	12,037	0	50	50	0	26	2
07.10.(금)	13,119	13,119	0	45	45	0	22	1
07.11.(토)	12,051	12,051	0	35	35	0	20	0
07.12.(일)	5,203	5,203	0	44	44	0	19	1
07.13.(월)	6,168	6,168	0	62	62	0	20	0
07.14.(화)	12,304	12,304	0	33	33	0	17	0
07.15.(수)	10,700	10,700	0	39	39	0	17	0
07.16.(목)	10,032	10,032	0	61	61	0	16	2
07.17.(금)	9,669	9,669	0	60	60	0	16	2
07.18.(토)	9,187	9,187	0	39	39	0	19	1
07.19.(일)	5,095	5,095	0	34	34	0	19	1
07.20.(월)	4,894	4,894	0	26	26	0	19	1
07.21.(화)	12,197	12,197	0	45	45	0	21	0
07.22.(수)	9,681	9,681	0	63	63	0	21	1
07.23.(목)	8,783	8,783	0	59	59	0	18	0
07.24.(금)	9,437	9,437	0	41	41	0	16	1
07.25.(토)	8,307	8,307	0	113	113	0	15	0
07.26.(일)	4,292	4,292	0	58	58	0	15	0
07.27.(월)	4,048	4,048	0	25	25	0	14	1
07.28.(화)	10,730	10,730	0	28	28	0	12	1
07.29.(수)	9,603	9,603	0	48	48	0	12	0
07.30.(목)	8,908	8,908	0	18	18	0	13	0
07.31.(금)	7,581	7,581	0	36	36	0	12	1
08.01.(토)	8,034	8,034	0	31	31	0	13	0
08.02.(일)	4,416	4,416	0	30	30	0	13	0
08.03.(월)	3,511	3,511	0	23	23	0	13	0
08.04.(화)	10,023	10,023	0	34	34	0	13	0
08.05.(수)	8,407	8,407	0	33	33	0	14	1
08.06.(목)	8,300	8,300	0	43	43	0	18	0
08.07.(금)	7,165	7,165	0	20	20	0	18	1
08.08.(토)	6,862	6,862	0	43	43	0	17	1
08.09.(일)	4,136	4,136	0	36	36	0	16	1
08.10.(월)	3,653	3,653	0	28	28	0	16	0

발표일	전체검사	의심검사	선별검사	전체확진	의심확진	선별확진	위중증	사망자
08.11.(화)	9,541	9,541	0	34	34	0	15	0
08.12.(수)	8,808	8,808	0	54	54	0	15	0
08.13.(목)	8,246	8,246	0	56	56	0	15	0
08.14.(금)	10,186	10,186	0	103	103	0	14	0
08.15.(토)	10,212	10,212	0	166	166	0	14	0
08.16.(일)	6,491	6,491	0	279	279	0	13	0
08.17.(월)	6,683	6,683	0	197	197	0	13	0
08.18.(화)	8,572	8,572	0	246	246	0	9	1
08.19.(수)	18,022	18,022	0	297	297	0	12	0
08.20.(목)	19,019	19,019	0	288	288	0	12	1
08.21.(금)	20,040	20,040	0	324	324	0	18	2
08.22.(토)	21,677	21,677	0	332	332	0	24	0
08.23.(일)	15,386	15,386	0	396	396	0	29	0
08.24.(월)	13,236	13,236	0	266	266	0	31	0
08.25.(화)	21,415	21,415	0	280	280	0	37	1
08.26.(수)	23,669	23,669	0	320	320	0	42	2
08.27.(목)	20,073	20,073	0	441	441	0	46	1
08.28.(금)	18,138	18,138	0	371	371	0	58	3
08.29.(토)	21,612	21,612	0	323	323	0	64	5
08.30.(일)	14,841	14,841	0	299	299	0	70	2
08.31.(월)	13,519	13,519	0	248	248	0	79	1
09.01.(화)	21,391	21,391	0	235	235	0	104	0
09.02.(수)	21,215	21,215	0	267	267	0	123	2
09.03.(목)	20,257	20,257	0	195	195	0	154	3
09.04.(금)	18,354	18,354	0	198	198	0	157	2
09.05.(토)	18,139	18,139	0	168	168	0	159	2
09.06.(일)	8,890	8,890	0	167	167	0	163	1
09.07.(월)	5,362	5,362	0	119	119	0	162	2
09.08.(화)	14,781	14,781	0	136	136	0	150	5
09.09.(수)	16,156	16,156	0	156	156	0	154	3
09.10.(목)	17,357	17,357	0	155	155	0	169	2
09.11.(금)	19,620	19,620	0	176	176	0	175	4
09.12.(토)	16,246	16,246	0	136	136	0	164	5
09.13.(일)	7,813	7,813	0	121	121	0	157	3
09.14.(월)	7,732	7,732	0	109	109	0	157	5

발표일	전체검사	의심검사	선별검사	전체확진	의심확진	선별확진	위중증	사망자
09.15.(화)	13,576	13,576	0	106	106	0	158	4
09.16.(수)	14,254	14,254	0	113	113	0	160	0
09.17.(목)	13,060	13,060	0	153	153	0	160	5
09.18.(금)	14,473	14,473	0	126	126	0	150	5
09.19.(토)	12,797	12,797	0	110	110	0	152	1
09.20.(일)	7,539	7,539	0	82	82	0	146	5
09.21.(월)	4,888	4,888	0	70	70	0	141	2
09.22.(화)	13,523	13,523	0	61	61	0	146	3
09.23.(수)	11,787	11,787	0	110	110	0	139	0
09.24.(목)	12,100	12,100	0	125	125	0	126	5
09.25.(금)	11,277	11,277	0	114	114	0	128	2
09.26.(토)	10,069	10,069	0	61	61	0	122	4
09.27.(일)	6,172	6,172	0	95	95	0	124	2
09.28.(월)	4,786	4,786	0	50	50	0	120	5
09.29.(화)	11,741	11,741	0	38	38	0	115	1
09.30.(수)	9,955	9,955	0	113	113	0	109	6
10.01.(목)	5,436	5,436	0	77	77	0	107	2
10.02.(금)	5,342	5,342	0	63	63	0	107	1
10.03.(토)	6,082	6,082	0	75	75	0	104	4
10.04.(일)	6,486	6,486	0	64	64	0	105	1
10.05.(월)	6,033	6,033	0	73	73	0	107	1
10.06.(화)	13,055	13,055	0	75	75	0	100	0
10.07.(수)	12,640	12,640	0	114	114	0	98	3
10.08.(목)	10,771	10,771	0	69	69	0	94	2
10.09.(금)	11,389	11,389	0	54	54	0	90	1
10.10.(토)	4,451	4,451	0	72	72	0	86	2
10.11.(일)	5799	5799	0	58	58	0	86	2
10.12.(월)	5,127	5,127	0	98	98	0	83	1
10.13.(화)	13,161	13,161	0	91	91	0	84	1
10.14.(수)	12,683	12,683	0	84	84	0	85	4
10.15.(목)	9,296	9,296	0	110	110	0	82	1
10.16.(금)	8,687	8,687	0	47	47	0	78	2
10.17.(토)	9101	9101	0	73	73	0	78	2
10.18.(일)	6002	6002	0	91	91	0	77	1
10.19.(월)	4,697	4,697	0	76	76	0	78	0

발표일	전체검사	의심검사	선별검사	전체확진	의심확진	선별확진	위중증	사망자
10.20.(화)	12,085	12,085	0	58	58	0	71	3
10.21.(수)	12,178	12,178	0	89	89	0	70	3
10.22.(목)	11,836	11,836	0	121	121	0	62	3
10.23.(금)	13,296	13,296	0	155	155	0	62	2
10.24.(토)	12,058	12,058	0	77	77	0	60	2
10.25.(일)	5,467	5,467	0	61	61	0	53	0
10.26.(월)	6,118	6,118	0	119	119	0	53	0
10.27.(화)	15,323	15,323	0	88	88	0	52	3
10.28.(수)	15,373	15,373	0	103	103	0	52	1
10.29.(목)	15,018	15,018	0	125	125	0	53	1
10.30.(금)	14,253	14,253	0	113	113	0	51	1
10.31.(토)	12,261	12,261	0	127	127	0	54	1
11.01.(일)	6,138	6,138	0	124	124	0	51	2
11.02.(월)	6,020	6,020	0	97	97	0	49	2
11.03.(화)	13,209	13,209	0	75	75	0	52	4
11.04.(수)	12,401	12,401	0	118	118	0	53	2
11.05.(목)	11,446	11,446	0	125	125	0	51	1
11.06.(금)	12,608	12,608	0	145	145	0	50	1
11.07.(토)	10,935	10,935	0	89	89	0	53	1
11.08.(일)	5,631	5,631	0	143	143	0	58	1
11.09.(월)	6,319	6,319	0	126	126	0	57	2
11.10.(화)	14,761	14,761	0	100	100	0	54	5
11.11.(수)	12,574	12,574	0	146	146	0	49	2
11.12.(목)	13,238	13,238	0	143	143	0	53	0
11.13.(금)	11,639	11,639	0	191	191	0	50	1
11.14.(토)	15,878	15,878	0	205	205	0	54	4
11.15.(일)	9,589	9,589	0	208	208	0	56	1
11.16.(월)	10,813	10,813	0	222	222	0	55	1
11.17.(화)	18,064	18,064	0	230	230	0	60	0
11.18.(수)	18,579	18,579	0	285	285	0	67	2
11.19.(목)	19,463	19,463	0	325	325	0	79	2
11.20.(금)	19,585	19,585	0	348	348	0	84	3
11.21.(토)	23,303	23,303	0	386	386	0	86	2
11.22.(일)	12,144	12,144	0	330	330	0	87	2
11.23.(월)	13,245	13,245	0	271	271	0	79	4

발표일	전체검사	의심검사	선별검사	전체확진	의심확진	선별확진	위중증	사망자
11.24.(화)	24,264	24,264	0	349	349	0	79	1
11.25.(수)	20,006	20,006	0	382	382	0	81	3
11.26.(목)	21,640	21,640	0	581	581	0	78	2
11.27.(금)	21,517	21,517	0	555	555	0	77	1
11.28.(토)	22,441	22,441	0	503	503	0	78	6
11.29.(일)	14,968	14,968	0	450	450	0	76	1
11.30.(월)	14,262	14,262	0	438	438	0	76	3
12.01.(화)	22,825	22,825	0	451	451	0	97	0
12.02.(수)	22,973	22,973	0	511	511	0	101	0
12.03.(목)	24,916	24,916	0	540	540	0	117	3
12.04.(금)	25,523	25,523	0	628	628	0	116	7
12.05.(토)	23,080	23,080	0	577	577	0	121	4
12.06.(일)	14,371	14,371	0	631	631	0	125	5
12.07.(월)	14,509	14,509	0	615	615	0	126	4
12.08.(화)	11,949	11,949	0	592	592	0	134	3
12.09.(수)	31,903	31,903	0	671	671	0	149	4
12.10.(목)	24,727	24,727	0	680	680	0	172	8
12.11.(금)	33,265	33,265	0	689	689	0	169	8
12.12.(토)	38,651	38,651	0	950	950	0	179	6
12.13.(일)	24,731	24,731	0	1,030	1,030	0	179	2
12.14.(월)	22,444	22,444	0	718	718	0	185	7
12.15.(화)	44,181	44,181	0	880	880	0	205	13
12.16.(수)	61,179	47,549	13,630	1,078	1,059	19	226	12
12.17.(목)	69,237	50,071	19,166	1,014	965	49	242	22
12.18.(금)	83,799	50,957	32,842	1,064	962	102	246	11
12.19.(토)	104,945	56,450	48,495	1,047	931	116	275	14
12.20.(일)	81,740	36,847	44,893	1,097	998	99	278	15
12.21.(월)	56,520	30,767	25,753	926	833	93	274	24
12.22.(화)	108,324	58,569	49,755	867	736	131	281	24
12.23.(수)	107,215	54,140	53,075	1,090	945	145	284	17
12.24.(목)	113,731	55,640	58,091	985	835	150	291	17
12.25.(금)	118,030	57,147	60,883	1,240	1,118	122	311	17
12.26.(토)	64,214	30,058	34,156	1,132	1,016	116	299	20
12.27.(일)	71,122	36,997	34,125	970	850	120	293	15
12.28.(월)	56,148	31,894	24,254	807	721	86	295	11

발표일	전체검사	의심검사	선별검사	전체확진	의심확진	선별확진	위중증	사망자
12.29.(화)	109,043	59,873	49,170	1,045	926	119	330	40
12.30.(수)	103,996	61,343	42,653	1,050	942	108	332	20
12.31.(목)	95,607	54,358	41,249	967	834	133	344	21
01.01.(금)	100,026	55,438	44,588	1,027	878	149	354	17
01.02.(토)	52,986	33,480	19,506	820	729	91	361	25
01.03.(일)	73,563	38,040	35,523	657	568	89	355	20
01.04.(월)	59,379	35,770	23,609	1,020	883	137	351	19
01.05.(화)	95,268	62,752	32,516	714	601	113	386	26
01.06.(수)	97,943	65,506	32,437	838	727	111	411	20
01.07.(목)	102,790	64,942	37,848	869	749	120	400	19
01.08.(금)	91,126	60,196	30,930	674	496	178	404	35
01.09.(토)	93,609	59,612	33,997	641	561	80	409	19
01.10.(일)	56,948	33,847	23,101	657	568	89	401	25
01.11.(월)	42,043	28,222	13,821	451	373	78	395	15
01.12.(화)	94,537	62,400	32,137	537	469	68	390	25
01.13.(수)	92,392	58,227	34,165	561	451	110	374	20
01.14.(목)	87,625	53,047	34,578	524	474	50	380	10
01.15.(금)	84,389	52,715	31,674	512	452	60	374	22
01.16.(토)	87,806	54,196	33,610	580	496	84	360	19
01.17.(일)	45,832	29,020	16,812	520	396	124	352	13
01.18.(월)	38,007	25,930	12,077	389	322	67	343	15
01.19.(화)	72,702	53,106	19,596	386	337	49	335	19
01.20.(수)	71,747	51,804	19,943	404	337	67	323	17
01.21.(목)	66,099	45,478	20,621	400	355	45	317	16
01.22.(금)	65,649	44,618	21,031	346	291	55	299	12
01.23.(토)	74,184	47,484	26,700	431	358	73	297	9
01.24.(일)	37,645	24,642	13,003	392	330	62	282	12
01.25.(월)	29,362	21,737	7,625	437	394	43	275	11
01.26.(화)	71,041	46,677	24,364	349	311	38	270	11
01.27.(수)	68,504	46,484	22,020	559	507	52	270	7
01.28.(목)	77,650	52,942	24,708	497	450	47	251	8
01.29.(금)	68,421	47,075	21,346	469	399	70	239	13
01.30.(토)	77,164	47,266	29,898	456	393	63	231	15
01.31.(일)	48,800	24,290	24,510	354	318	36	229	6
02.01.(월)	33,651	21,024	12,627	305	268	37	225	5

발표일	전체검사	의심검사	선별검사	전체확진	의심확진	선별확진	위중증	사망자
02.02.(화)	81,852	49,571	32,281	336	300	36	224	10
02.03.(수)	73,843	45,301	28,542	467	389	78	220	6
02.04.(목)	74,427	46,381	28,046	451	366	85	211	7
02.05.(금)	72,452	44,083	28,369	370	314	56	200	11
02.06.(토)	78,581	46,175	32,406	393	337	56	197	5
02.07.(일)	44,307	23,622	20,685	371	304	67	190	7
02.08.(월)	34,964	21,221	13,743	288	241	47	188	3
02.09.(화)	82,942	49,209	33,733	303	272	31	189	8
02.10.(수)	77,291	42,618	34,673	444	346	98	184	4
02.11.(목)	81,260	39,985	41,275	504	417	87	170	10
02.12.(금)	41,983	23,361	18,622	403	322	81	161	11
02.13.(토)	36,663	21,968	14,695	362	304	58	157	7
02.14.(일)	50,892	24,749	26,143	326	296	30	156	8
02.15.(월)	43,312	22,774	20,538	343	293	50	156	5
02.16.(화)	85,227	50,630	34,597	457	375	82	166	7
02.17.(수)	76,650	47,077	29,573	621	529	92	169	4
02.18.(목)	71,122	42,647	28,475	621	550	71	161	6
02.19.(금)	75,496	42,778	32,718	561	481	80	153	6
02.20.(토)	81,977	44,639	37,338	448	373	75	156	3
02.21.(일)	42,689	20,709	21,980	416	357	59	155	4
02.22.(월)	32,191	17,804	14,387	332	288	44	146	5
02.23.(화)	79,268	43,535	35,733	356	315	41	148	11
02.24.(수)	69,520	38,309	31,211	440	386	54	140	3
02.25.(목)	70,279	40,226	30,053	395	335	60	144	5
02.26.(금)	71,840	38,852	32,988	387	342	45	144	4
02.27.(토)	72,645	37,149	35,496	415	333	82	142	10
02.28.(일)	44,241	21,791	22,450	355	314	41	135	8
03.01.(월)	32,877	16,749	16,128	355	298	57	131	2
03.02.(화)	30,996	16,221	14,775	344	291	53	135	1
03.03.(수)	64,743	34,227	30,516	444	331	113	129	6
03.04.(목)	63,375	35,697	27,678	424	360	64	140	7
03.05.(금)	64,381	37,111	27,270	398	341	57	135	8
03.06.(토)	62,636	32,932	29,704	418	343	75	136	5
03.07.(일)	42,313	21,183	21,130	416	357	59	134	2
03.08.(월)	33,875	18,683	15,192	346	296	50	128	8

발표일	전체검사	의심검사	선별검사	전체확진	의심확진	선별확진	위중증	사망자
03.09.(화)	69,382	41,175	28,207	446	381	65	128	3
03.10.(수)	63,851	35,900	27,951	470	394	76	123	3
03.11.(목)	68,025	38,101	29,924	465	383	82	127	4
03.12.(금)	64,131	35,679	28,452	488	413	75	126	10
03.13.(토)	66,894	34,118	32,776	490	423	67	112	5
03.14.(일)	40,928	19,619	21,309	459	404	55	105	2
03.15.(월)	33,701	18,539	15,162	382	293	89	99	6
03.16.(화)	72,874	41,137	31,737	363	318	45	103	3
03.17.(수)	74,245	45,433	28,812	469	409	60	100	8
03.18.(목)	76,483	46,577	29,906	445	379	66	100	2
03.19.(금)	80,526	46,854	33,672	463	395	68	101	2
03.20.(토)	79,930	44,009	35,921	447	386	61	102	3
03.21.(일)	46,555	23,764	22,791	456	399	57	104	3
03.22.(월)	40,962	23,250	17,712	415	365	50	103	1
03.23.(화)	80,664	45,026	35,638	346	309	37	101	7
03.24.(수)	72,083	40,220	31,863	428	373	55	111	3
03.25.(목)	77,166	44,649	32,517	430	362	68	111	2
03.26.(금)	76,007	43,544	32,463	490	405	85	111	7
03.27.(토)	81,231	43,165	38,066	505	423	82	103	5
03.28.(일)	48,442	23,028	25,414	482	399	83	104	1
03.29.(월)	36,875	20,734	16,140	382	313	69	100	4
03.30.(화)	84,829	47,669	37,160	447	391	56	102	3
03.31.(수)	76,751	43,801	32,950	506	412	94	108	2
04.01.(목)	71,502	39,503	31,999	551	470	81	107	4
04.02.(금)	74,580	40,992	33,588	557	485	72	101	2
04.03.(토)	79,924	41,306	38,618	543	474	69	101	3
04.04.(일)	42,958	19,875	23,083	543	478	65	99	4
04.05.(월)	33,651	19,344	14,307	473	424	49	97	4
04.06.(화)	89,731	52,470	37,261	477	429	48	112	4
04.07.(수)	83,317	44,877	38,440	668	578	90	109	4
04.08.(목)	82,368	46,254	36,114	700	586	114	112	2
04.09.(금)	86,053	46,692	39,361	671	553	118	113	6
04.10.(토)	91,097	47,517	43,580	677	560	117	108	1
04.11.(일)	49,124	22,902	26,222	614	507	107	105	3
04.12.(월)	40,952	23,251	17,701	587	517	70	103	2

발표일	전체검사	의심검사	선별검사	전체확진	의심확진	선별확진	위중증	사망자
04.13.(화)	91,473	47,736	43,737	542	456	86	101	5
04.14.(수)	86,578	44,869	41,709	731	591	140	100	7
04.15.(목)	85,930	45,738	40,192	698	564	134	99	6
04.16.(금)	80,704	42,207	38,497	673	553	120	111	2
04.17.(토)	84,370	44,447	39,923	658	539	119	108	4
04.18.(일)	41,723	18,287	23,436	671	584	87	102	3
04.19.(월)	34,824	18,755	16,069	532	461	71	99	4
04.20.(화)	90,112	43,771	46,341	549	463	86	109	1
04.21.(수)	80,925	39,002	41,923	731	585	146	116	4
04.22.(목)	81,442	39,911	41,531	735	583	152	125	2
04.23.(금)	88,106	46,025	42,081	797	652	145	127	3
04.24.(토)	96,805	49,393	47,412	785	649	136	136	1
04.25.(일)	48,741	21,868	26,873	644	539	105	136	1
04.26.(월)	36,115	18,187	17,928	499	411	88	132	4
04.27.(화)	95,163	48,631	46,532	512	448	64	156	3
04.28.(수)	85,333	44,888	40,444	769	623	146	160	1
04.29.(목)	75,751	39,282	36,469	679	579	100	157	4
04.30.(금)	80,827	42,513	38314	661	540	121	164	3
05.01.(토)	75,914	35,096	40818	627	529	98	174	3
05.02.(일)	39,072	14,846	24,226	606	516	90	170	2
05.03.(월)	33,091	17,092	15999	488	418	70	164	1
05.04.(화)	80,892	41,829	39063	541	478	63	162	6
05.05.(수)	73,848	36,914	36934	676	571	105	173	7
05.06.(목)	37,176	16,923	20253	574	486	88	172	4
05.07.(금)	86,735	40,362	46373	525	443	82	162	9
05.08.(토)	90,460	37,812	52,648	701	577	124	165	5
05.09.(일)	45,438	16,605	28,833	564	466	98	160	9
05.10.(월)	35,183	16,288	18895	463	413	50	161	1
05.11.(화)	89,668	42,225	47443	510	432	78	171	4
05.12.(수)	78,498	37,255	41,243	635	515	120	167	5
05.13.(목)	85,331	39,614	45717	715	552	163	160	7
05.14.(금)	85,838	40,138	45700	747	627	120	153	2
05.15.(토)	83,796	37,803	45,993	681	546	135	150	3
05.16.(일)	46,815	17,520	29,295	610	497	113	150	4
05.17.(월)	32,843	16,686	16157	619	541	78	151	3

발표일	전체검사	의심검사	선별검사	전체확진	의심확진	선별확진	위중증	사망자
05.18.(화)	81,838	41,704	40134	528	464	64	156	1
05.19.(수)	74,543	33,640	40,903	654	538	116	148	8
05.20.(목)	41,373	18,714	22659	646	514	132	151	4
05.21.(금)	81,363	39,750	41613	561	486	75	147	6
05.22.(토)	79,644	33,858	45,786	666	524	142	150	4
05.23.(일)	45,399	15,333	30,066	585	481	104	149	5
05.24.(월)	35,432	17,314	18118	530	458	72	144	3
05.25.(화)	85,773	39,114	46659	516	447	69	160	4
05.26.(수)	78,834	36,730	42,103	706	568	138	151	2
05.27.(목)	77,376	36,235	41141	629	501	128	154	3
05.28.(금)	76,457	36,763	39694	587	481	106	156	3
05.29.(토)	70,087	31,135	38,952	533	431	102	160	5
05.30.(일)	39,908	14,024	25,884	480	393	87	150	6
05.31.(월)	27,409	13,544	13865	430	364	66	149	2
06.01.(화)	76,492	37,244	39248	459	381	78	158	4
06.02.(수)	74,502	35,948	38,554	677	547	130	151	2
06.03.(목)	77,049	37,974	39,075	681	570	111	149	3
06.04.(금)	75,813	39,000	36813	695	576	119	151	1
06.05.(토)	76,573	34,630	41,943	744	594	150	151	2
06.06.(일)	42,363	13,743	28,620	556	463	93	150	2
06.07.(월)	28,429	12,600	15,829	485	420	65	152	1
06.08.(화)	76,690	36,287	40403	454	407	47	149	1
06.09.(수)	71,855	36,200	35,655	602	511	91	146	2
06.10.(목)	68,486	32,079	36407	610	508	102	154	2
06.11.(금)	67,557	34,202	33355	556	465	91	153	2
06.12.(토)	68,643	29,471	39,172	565	494	71	155	1
06.13.(일)	36,216	12,372	23,844	452	377	75	146	3
06.14.(월)	26,151	12,590	13561	399	334	65	153	3
06.15.(화)	67,669	30,972	36696	373	327	46	158	4
06.16.(수)	64,498	32,915	31,583	545	454	91	159	1
06.17.(목)	62,090	28,452	33638	540	426	114	156	1
06.18.(금)	68,547	36,212	32335	507	432	75	149	2
06.19.(토)	66,662	29,106	37,556	482	380	102	151	1
06.20.(일)	35,953	12,480	23,473	429	369	60	146	5
06.21.(월)	23,181	10,413	12768	357	306	51	137	2

발표일	전체검사	의심검사	선별검사	전체확진	의심확진	선별확진	위중증	사망자
06.22.(화)	68,903	33,996	34907	394	362	32	135	2
06.23.(수)	62,653	29,906	32,747	645	547	98	146	1
06.24.(목)	60,109	28,833	31276	610	492	118	141	1
06.25.(금)	57,868	27,763	30105	634	544	90	143	1
06.26.(토)	64,217	28,971	35,246	668	566	102	149	3
06.27.(일)	37,717	13,162	24,555	614	512	102	147	1
06.28.(월)	29,809	12,251	17558	501	412	89	141	2
06.29.(화)	76,748	34,812	41936	595	501	94	152	2
06.30.(수)	62,108	23,331	38,777	794	615	179	149	1
07.01.(목)	77,752	35,244	42507	761	610	151	144	3
07.02.(금)	73,971	27,286	46685	825	649	176	145	3
07.03.(토)	76,047	29,015	47,032	794	661	133	144	1
07.04.(일)	45,207	14,508	30,699	743	630	113	143	1
07.05.(월)	32,216	15,009	17207	711	578	133	139	2
07.06.(화)	89,961	35,582	54379	746	647	99	144	4
07.07.(수)	86,335	30,786	55,549	1,212	914	298	155	1
07.08.(목)	114,988	36,280	78708	1,275	1017	258	153	1
07.09.(금)	115,475	41,435	74040	1,316	1031	285	148	2
07.10.(토)	122,145	37,423	84,722	1,378	1066	312	148	2
07.11.(일)	74,585	20,638	53,947	1,324	1084	240	145	5
07.12.(월)	50,622	17,620	33002	1,100	919	181	138	1
07.13.(화)	134,882	44,401	90481	1,150	1001	149	146	2
07.14.(수)	131,844	44,560	87,284	1,614	1,244	370	163	2
07.15.(목)	138,018	51,597	86421	1,599	1248	351	167	2
07.16.(금)	138,533	48,128	90405	1,536	1185	351	171	1
07.17.(토)	133,425	40,642	92,783	1,451	1115	336	185	4
07.18.(일)	85,826	26,755	59,071	1,454	1159	295	187	2
07.19.(월)	68,789	26,452	42336	1,251	972	279	185	1
07.20.(화)	142,814	49,553	93,261	1,278	1061	217	207	1
07.21.(수)	140,247	46,687	93,557	1,781	1410	371	214	1
07.22.(목)	130,283	45,244	85,038	1,841	1462	380	218	3
07.23.(금)	128,592	44,387	84205	1,630	1312	318	227	3
07.24.(토)	136,172	42,220	93,952	1,629	1293	336	254	2
07.25.(일)	83,244	22,822	60422	1,487	1156	331	257	5
07.26.(월)	60,769	18,999	41770	1,318	1098	220	244	4

발표일	전체검사	의심검사	선별검사	전체확진	의심확진	선별확진	위중증	사망자
07.27.(화)	148,058	56,263	91795	1,363	1121	244	269	2
07.28.(수)	135,079	57,005	78073	1,895	1,438	458	286	4
07.29.(목)	130,825	51,893	78932	1,673	1,238	436	285	2
07.30.(금)	134,548	45,462	90793	1,710	1,259	451	299	4
07.31.(토)	144,249	45,853	98396	1,539	1,173	366	317	6
08.01.(일)	85,291	22,965	62326	1,442	1,087	355	324	3
08.02.(월)	65,441	20,819	44622	1,218	934	284	326	1
08.03.(화)	143,881	47,412	96469	1,200	980	222	331	5
08.04.(수)	136,798	44,229	92569	1,725	1,295	430	329	2
08.05.(목)	139,141	44,190	94950	1,775	1350	425	369	3
08.06.(금)	136,362	43,216	93146	1,704	1317	387	376	4
08.07.(토)	146,587	44,277	102310	1,823	1361	462	377	3
08.08.(일)	106,379	31,515	74864	1,728	1247	481	376	5
08.09.(월)	80,323	30,387	49935	1,491	1115	376	367	4
08.10.(화)	155,365	54,255	101110	1,537	1189	348	379	9
08.11.(수)	137,957	44,113	93844	2,221	1581	640	387	1
08.12.(목)	145,789	50,843	94946	1,987	1501	486	372	3
08.13.(금)	155,698	50,925	104773	1,990	1499	491	369	6
08.14.(토)	168,319	51,314	117005	1,928	1484	444	386	4
08.15.(일)	119,526	35,438	84088	1,816	1399	417	374	8
08.16.(월)	85,915	28,059	57856	1,555	1227	328	353	11
08.17.(화)	109,057	32,200	76857	1,372	1031	291	354	6
08.18.(수)	168,490	56,708	111782	1,804	1322	482	366	5
08.19.(목)	161,277	57,019	104258	2,152	1613	539	390	13
08.20.(금)	158,102	48,305	109797	2,050	1,526	524	385	6
08.21.(토)	186,235	65,591	120643	1,877	1,475	405	403	5
08.22.(일)	107,659	31,741	75917	1,626	1195	433	395	13
08.23.(월)	81,737	29,686	52050	1,417	1,133	284	399	7
08.24.(화)	164,150	55,733	108417	1,507	1,237	270	420	6
08.25.(수)	150,855	56,857	93998	2,154	1,533	621	434	9
08.26.(목)	165,251	60,189	105062	1,882	1,401	481	425	20
08.27.(금)	177,638	60,992	116645	1,837	1,451	387	427	8
08.28.(토)	174,955	55,697	119258	1,791	1,376	415	409	11
08.29.(일)	117,101	32,435	84666	1,619	1,193	426	404	3
08.30.(월)	92,749	33,757	58992	1,485	1,112	373	396	5

발표일	전체검사	의심검사	선별검사	전체확진	의심확진	선별확진	위중증	사망자
08.31.(화)	165,337	45,033	120304	1,370	1,069	301	409	1
09.01.(수)	168,149	57,429	110720	2,024	1,512	512	399	7
09.02.(목)	186,242	71,372	114870	1,961	1,576	385	371	11
09.03.(금)	176,596	63,166	113430	1,708	1,325	383	367	5
09.04.(토)	185,588	63,680	121908	1,804	1,407	397	376	7
09.05.(일)	119,650	32,377	87273	1,490	1,153	337	363	6
09.06.(월)	90,907	34,010	56897	1,375	1,082	293	358	6
09.07.(화)	165,911	51,669	114242	1,597	1,372	225	364	3
09.08.(수)	145,646	51,255	94391	2,050	1,476	574	387	4
09.09.(목)	149,020	49,203	99817	2,049	1,562	487	366	9
09.10.(금)	142,824	46,185	96639	1,892	1,379	513	353	5
09.11.(토)	158,537	50,405	108132	1,865	1,397	468	352	10
09.12.(일)	115,323	38,713	76610	1,755	1,296	459	351	1
09.13.(월)	96,310	33,883	62427	1,910	1,415	495	333	10
09.14.(화)	165,778	54,488	111290	1,497	1,177	320	340	7
09.15.(수)	145,431	48,863	96568	2,080	1,534	546	350	13
09.16.(목)	147,602	51,413	96189	1,943	1,411	532	348	6
09.17.(금)	144,234	48,456	95778	2,008	1,541	467	332	3
09.18.(토)	149,194	47,660	101534	2,087	1,544	543	329	5
09.19.(일)	96,310	33,883	62427	1,910	1,415	495	333	10
09.20.(월)	75,232	30,476	44756	1,604	1,205	399	332	5
09.21.(화)	96,869	30,310	66559	1,729	1,312	417	328	4
09.22.(수)	117,980	31,151	86829	1,720	1,219	501	317	6
09.23.(목)	178,811	38,634	140177	1,715	1,257	458	312	8
09.24.(금)	253,145	70,615	182530	2,431	1,824	607	309	7
09.25.(토)	226,851	63,656	163195	3,271	2,420	851	339	7
09.26.(일)	169,556	40,597	128959	2,770	2,076	694	320	9
09.27.(월)	132,929	39,998	92931	2,383	1,877	506	319	6
09.28.(화)	221,692	59,638	162,054	2,289	1,787	502	324	8
09.29.(수)	192,419	59,689	132730	2,884	1,872	1012	331	10
09.30.(목)	187,771	58,996	128775	2,562	1,684	878	336	7
10.01.(금)	171,739	51,967	119772	2,486	1,695	791	323	16
10.02.(토)	161,450	48,474	112976	2,248	1,590	658	336	7
10.03.(일)	107,307	30,430	76877	2,085	1,554	531	346	3
10.04.(월)	92,538	26,097	66441	1,671	1,262	409	348	6

발표일	전체검사	의심검사	선별검사	전체확진	의심확진	선별확진	위중증	사망자
10.05.(화)	117,928	30,416	87512	1,574	1,195	379	346	11
10.06.(수)	164,983	49,311	115672	2,027	1,412	615	354	12
10.07.(목)	162,602	53,027	109575	2,425	1,621	804	375	8
10.08.(금)	158,941	48,224	110717	2,175	1,481	694	377	10
10.09.(토)	144,647	43,677	100970	1,953	1,366	587	384	6
10.10.(일)	98,239	25,783	72456	1,594	1,135	459	377	15
10.11.(월)	81,883	25,761	56,122	1,297	988	309	371	8
10.12.(화)	113,542	30,165	83,377	1,346	995	351	364	11
10.13.(수)	160,167	54,840	105,327	1,583	1,075	508	359	11
10.14.(목)	133,624	43,948	89,676	1,939	1,228	711	371	13
10.15.(금)	132,428	46,161	86,267	1,683	1,097	586	371	8
10.16.(토)	133,318	45,666	87,652	1,617	1,082	535	361	18
10.17.(일)	91,817	22,677	69,140	1,420	1,021	399	348	16
10.18.(월)	71,884	25,482	46402	1,050	772	278	345	8
10.19.(화)	140,038	50,484	89,554	1,073	834	239	344	21
10.20.(수)	131,788	47,899	83,889	1,571	1,047	524	347	9
10.21.(목)	128,596	47,275	81,321	1,441	959	482	349	11
10.22.(금)	131,450	45,379	86,071	1,439	961	478	342	16
10.23.(토)	129,260	44,087	85,173	1,508	1,038	470	327	20
10.24.(일)	88,117	23,512	64,605	1,423	1,011	412	316	21
10.25.(월)	75,563	25,493	50,070	1,190	847	343	322	7
10.26.(화)	144,061	48,952	95,109	1,265	952	313	334	15
10.27.(수)	140,541	48,883	91,658	1,952	1,315	637	341	9
10.28.(목)	140,496	49,879	90,617	2,111	1,423	688	345	11
10.29.(금)	152,423	52,599	99,824	2,124	1,461	663	331	9
10.30.(토)	145,959	44,915	101,044	2,104	1,486	618	339	13
10.31.(일)	107,334	28,365	78,969	2,061	1,523	538	332	19
11.01.(월)	103,514	45,239	58,275	1,685	1,088	597	343	9
11.02.(화)	169,187	55,885	113,302	1,589	1,113	476	347	16
11.03.(수)	147,108	48,340	98,768	2,667	1,776	891	378	18
11.04.(목)	150,053	47,705	102,347	2,482	1,867	615	365	24
11.05.(금)	153,228	50,436	99,960	2,343	1,562	761	382	20
11.06.(토)	155,473	47,519	106,344	2,247	1,417	773	411	20
11.07.(일)	109,553	31,686	77,125	2,224	1,558	666	405	11
11.08.(월)	81,966	29,960	52,006	1,758	1,171	587	409	13

발표일	전체검사	의심검사	선별검사	전체확진	의심확진	선별확진	위중증	사망자
11.09.(화)	159,699	52,040	107,659	1,715	1,273	442	425	18
11.10.(수)	149,902	49,007	100,895	2,425	1,491	934	460	14
11.11.(목)	156,257	50,896	105,361	2,520	1,663	857	473	21
11.12.(금)	147,718	48,257	99,461	2,368	1,640	728	475	18
11.13.(토)	152,944	47,569	105,375	2,324	1,573	751	485	32
11.14.(일)	108,741	31,829	76,912	2,418	1,616	802	483	20
11.15.(월)	87,105	30,543	56,562	2,005	1,348	657	471	12
11.16.(화)	176,991	54,418	122,573	2,124	1,606	518	495	22
11.17.(수)	161,831	50,492	111,339	3,187	2,059	1,128	522	21
11.18.(목)	170,047	55,391	114,656	3,292	2,100	1,192	506	29
11.19.(금)	169,859	52,896	116,963	3,034	2,038	996	499	28
11.20.(토)	189,329	55,954	133,375	3,206	2,135	1,071	508	29
11.21.(일)	131,896	37,558	94,338	3,120	2,070	1,050	517	30
11.22.(월)	108,536	38,937	69,599	2,827	1,961	866	515	24
11.23.(화)	204,380	62,340	142,040	2,698	1,996	702	549	30
11.24.(수)	193,959	60,970	132,989	4,115	2,604	1,511	586	34
11.25.(목)	198,641	58,811	139,830	3,938	2,523	1,415	612	39
11.26.(금)	209,590	57,273	152,317	3,899	2,570	1,329	617	39
11.27.(토)	207,294	59,750	147,544	4,067	2,686	1,381	634	52
11.28.(일)	137,753	42,781	94,972	3,925	2,610	1,315	647	56

아이들에게 코로나 백신을 맞힌다고?

초판 1쇄 인쇄 2021년 12월 27일
　　　1쇄 발행 2021년 12월 31일

지은이 | 이은혜

펴낸곳 | 북앤피플
대　표 | 김진술
펴낸이 | 김혜숙
디자인 | 박원섭
마케팅 | 박광규

등　록 | 제2016-000006호(2012. 4. 13)
주　소 | 서울시 송파구 성내천로37길 37, 112-302
전　화 | 02-2277-0220
팩　스 | 02-2277-0280
이메일 | jujucc@naver.com

ⓒ 2021, 이은혜

ISBN 978-89-97871-55-1 03510